"健康中国 2030"读本

U0379612

远离老年痴呆
预防是最好的治疗

总策划　张立强

主　编　刘学源

副主编　赵延欣　方　珉

上海科学普及出版社

"健康中国 2030"读本

远离老年痴呆 预防是最好的治疗

编委会

总策划： 张立强

主　编： 刘学源

副主编： 赵延欣　方　珉

编　委： 潘　洁　孟桂林　龚　骊

　　　　　周昱辰　金爱萍　张　佩

　　　　　张　敏　李小艳　虞万晋

【 序 】

每个人都要为健康老年做准备

每天翻看微信朋友圈里共享的各种文章，健康类的信息所占比例最大。从全球最新生命科学研究成果，到临床各学科专家名家访谈，各种各样防治疾病的小验方、小偏方、食疗方多得让人应接不暇。人们谈论健康、关注健康，这从一个侧面反映出大家日子过得越来越好，人人都希望活得更健康、更长寿！

但是，国人健康的现状不容乐观。一方面，我国人口老龄化程度持续加深。截至 2017 年年底，我国 60 岁以上老年人口已经达到 2.41 亿人，占总人口的 17.3%，2021—2035 年将是我国老年人口第二次增长的高峰期。另一方面，进入 21 世纪，慢性非传染性疾病（慢性病）已成为全球的主要致死、致残原因和影响社会和谐与经济发展的重要障碍。2018 年 5 月 16 日，中国老龄科学研究中心发布了《老龄蓝皮书：中国城乡老年人生活状况调查报告 (2018)》。《蓝皮书》指出，我国老年人健康状况整体改善，同时老年人患有慢性病情况严峻：31.16% 的老年人患有 1 种及以上慢性病，13.63% 的老年人患有 3 种及以上慢性病，3.58% 的老年人患有 5 种及以上慢性病。排名前 5 位的慢性病分别是骨关节疾病、高血压、其他心脑血管疾病、胃病、青光眼或白内障。接近一半的老年人从不锻炼身体，近六成老年人常有疼痛感。

不仅有识之士认识到我国卫生与健康事业面临的严峻形势，国家和政府行政主管部门也已经行动起来。2017 年初，国务院颁发了《中国防治慢性病中长期规划 (2017—2025 年)》。《规划》将降低重大慢性病过早死亡率作为核心目标，提出到 2020 年和 2025 年，力争 30 ~ 70 岁人群因心脑血管疾病、癌症、慢性呼吸系统疾病和糖尿病导致的过早死亡率分别较 2015 年降低 10% 和 20%。根据慢性病防治工作的重点环节，《规划》提出了八项策略措施，前三项分别是：加强健康教育，提升全民健康素质；实施早诊早治，降低高危人群发病风险；强化规范诊疗，提高治疗效果。

习近平总书记在全国卫生与健康大会讲话中强调，应倡导"每个人是自己健康的第一责任人"的理念。开展终身健康教育，使全民树立终身健康意识，从源头上降低各种老年期疾病的发生风险。

怎样才能拥有健康和长寿？拥有长寿基因的人的确容易活得更长。不过，万事皆有例外，也有相当比例的百岁老人说他们的父母和祖父母并不是特别长寿。虽然我们无法确切地知道自己身上是否具有长寿基因，但对长寿来说，坚持运动等良好的生活方式比基因更重要。研究证实，每周进行中等强度运动至少 2.5 小时，并长期坚持，具有延年益寿、保护心脏、改善睡眠、防止肥胖和糖尿病等好处。

预防是最经济、最有效的健康策略。在多位医学专家的襄助下，我们策划、编辑、出版《"健康中国 2030"读本》系列丛书，旨在提升国民健康素质，着眼预防心脑血管疾病、骨关节疾病、老年痴呆、癌症等多种慢性疾病，传播预防各种常见病、慢性病的实用知识，联系实际、科学权威、通俗易懂，希望为国人的健康事业贡献绵薄之力。

独立、参与、照护、自我充实和尊严，这是联合国提出的老年人原则，也是所有人应秉持的生活态度。这一切都离不开健康做基石。让我们并肩携手，为美好的生活努力！为人人享有健康加油！

上海市人民政府原参事
上海胡锦华健康教育促进中心名誉理事长

2019 年 5 月 1 日于上海

目 录
CHAPTER

第五篇　护理：老年痴呆患者的科学照护

第六篇　预防：如何预防老年痴呆

第七篇 咨询：有问必答

第八篇　希望：科学探索新知

第九篇 附录

第一篇

解密：人类的神奇大脑

◎ 大脑的功能复杂而强大

◎ 脑的神经组织由两类细胞组成

◎ 脑的发育至成年后并没有停止

◎ 大脑功能与营养素关系密切

◎ 乙酰胆碱在传导神经兴奋中的作用

◎ 祖国医学对『神明』的认识

1. 大脑的功能复杂而强大

人脑的平均重量占体重的比例不超过 2%，但其功能却非常复杂而强大。脑可以全面调节与整合体内其他系统和器官的生理活动，脑的这种特性与其结构形态、化学组成及物质代谢密切相关。

脑与脊髓组成中枢神经系统，对脑的研究内容经常涵盖了对整个中枢神经系统的研究领域。中枢神经系统主要由 4 个部分组成。

大　脑　也称大脑半球，由大脑皮质和位于深层的基底核、海马、杏仁体组成。大脑皮质覆盖于两个脑半球的表面，呈现一种皱褶形的分层结构。大脑皮质按照解剖位置可以分为 4 个区域，即额叶、顶叶、颞叶、枕叶，这些脑区都是实施脑的高级功能的关键部位。主要的功能包括认知、思维、运动及情绪等。

颞叶内侧是记忆功能的主要区域，特别是海马结构和内嗅皮质是神经病理学有关记忆的重要脑区。

间　脑　包括丘脑和下丘脑两个重要的组成部分。其中丘脑负责处理大脑皮质接收的中枢神经系统其他部分传达的信息，而下丘脑则对自主功能、内分泌和内脏功能进行调节整合。

脑　干　由延髓、脑桥、小脑和中脑 4 个部分组成。其作用主要是传递脑的主体与脊髓之间的来往信息，也通过网状结构对唤醒和觉察的水平进行调节。此外，

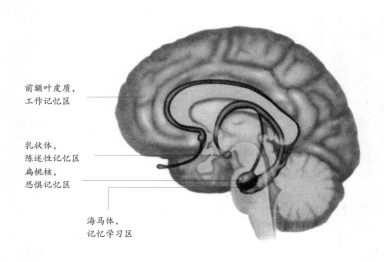

前额叶皮质，
工作记忆区

乳状体，
陈述性记忆区
扁桃核，
恐惧记忆区

海马体，
记忆学习区

脑干还包含一些神经核团，其中一部分接受头部皮肤和肌肉的信息，另一部分控制脸、颈、眼部的肌肉，还有一些核团专门负责处理特殊感觉（听觉、平衡觉、味觉等）的信息。

延髓是重要的生命中枢，对呼吸、心率等活动进行控制和调节。脑桥的作用与其名称吻合，在中脑和延髓之间的运动信息传递中起桥梁作用。中脑的功能与许多感觉功能和运动功能有关，包括眼球运动及视觉、听觉反射间的协调。小脑参与运动技能的学习，并对运动的力度和范围进行调节。

脊　髓　上端连接脑干，是中枢神经系统最尾端的部分。其功能是接受和处理来自皮肤、躯干、肢体的信息，并控制肢体和躯干运动。根据脊髓处理的信息部位可分为颈区、胸区、腰区和骶区，其工作方式具有明显的节段性。

2. 脑的神经组织由两类细胞组成

脑的神经组织由两类细胞组成：神经细胞和神经胶质细胞。

神经细胞　又称神经元，是神经系统的基本结构和功能单位，具有接受刺激和迅速传导神经冲动的能力。人类神经系统含有的神经元数量庞大，约有 10^{11} 个。每个神经元可与大约 10^3 个其他神经元建立相互联系，形成错综复杂的神经通路和网络，成为实现人体神经系统强大功能的结构基础。神经元胞体内含细胞核和核周质，核周质内含有各种细胞器和内含物。

神经元的形状各不相同，但是大多数神经元具有某些结构上的共同特征，根据这些特征可以将神经元分为 3 个组成部分：细胞体、树突和轴突。后两者合称为突起。

神经元的突起组成中枢神经内的神经通路和神经网络以及分布到全身的神经。一般情况下，树突接受来自细胞外的传入信息，将它们传向细胞体；轴突则将细胞体加工、处理过的信息传出，传向另一个神经元。轴突在其端点分成许多纤细的分支，与另一个神经元或肌肉及别的效应器细胞发生接触，该部位称为突触。突触包含 3 个部分，即突触前神经元、突触后神经元及两者之间的间隙——突触间隙。突触前神经元的轴突终末含有小球形的突触小泡，每个小泡可拥有数千个神经递质分子。

神经胶质细胞　神经胶质细胞是神经系统的另一种组成部分，其细胞的数量更多，与神经元相比为 10 ～ 50 倍。神经胶质细胞的重量超过脑重量的一半。

虽然神经胶质细胞数量巨大，但其细胞通常很小，而且没有轴突和树突结构，和神经元之间也不构成突触联系。有关神经胶质细胞的功能随着研究的深入而逐渐增加。传统观点认为，神经胶质细胞只是为神经元网络提供结构上的支持、保护和修复功能，并使神经元群彼此分开，对信号传导具有绝缘作用，另外还具有营养和转运代谢物质的功能。近年来的研究发现，胶质细胞还具有许多其他的作用。例如，在脑的发育过程中，它们可能引导神经元的迁徙和轴突的生长。有些神经胶质细胞上存在递质受体，或者能够主动摄取神经元所释放的递质，从而直接或间接地参与神经信号的传导。

3. 脑的发育至成年后并没有停止

科学界在以前很长一段时间认为，动物和人成年后脑组织不再发育，特别是不会再有新的神经细胞增殖，但是近年的研究改变了这种观点。

从母体怀孕到出生后 2 年是人体脑发育的突增期。大脑发育在 2 岁以后逐渐趋缓，到 3 岁时神经元的高速分化已基本完成，4 岁时完成神经纤维的髓鞘化。

人出生后的脑发育至少持续 20 年。虽然内侧颞叶结构（包括海马）的功能在儿童期已经成熟，但额叶功能直到青春期以后才能达到完全成熟。这期间的额叶发育与认知能力的发展密不可分，包括从青春期开始延续到 20 岁以后的突触修剪，连接前额叶皮质和大脑其他部分的轴突完成髓鞘化，扣带回皮质、杏仁核和前额叶皮质之间稳固回路的建立等，都是这一时期大脑发育的重要标志。伴随着这些变化，青春期的心理特征与大脑结构和功能得到同步发展，表现为心理过程的协调与控制能力得到加强，抽象思维、逻辑推理、计划和认知的灵活性不断提高，具备了探究信念之间或感觉和信念之间逻辑推理的能力。应当说明的是，人到了成年以后脑和心理的发育并没有停止，只是发育的速度和特征与幼年时截然不同。

对实验动物和人脑进行研究的结果表明，成年脑除了能够合成神经递质等化学成分，建立新的复杂的神经网络，以及加强对心理过程的协调与控制能力以外，大脑海马区在一生中始终有新的神经元形成，这种再生功能甚至可持续到很长的年龄。研究人员不仅从成年大鼠脑组织培养出具有分化能力的干细胞，而且普林斯顿大学伊丽莎白博士及洛克菲勒大学布鲁斯博士证明了小型长尾猴的大脑海马区每天都有成千上万的新生细胞出现。

4. 大脑功能与营养素关系密切

人脑重量只占全身的 2% 左右，但其热量消耗却占全身的 20% 左右，因此其需氧量、葡萄糖消耗量、血流量，以及按重量计算的热量代谢率也远远超过其他器官。按成年人平均脑重 1400 克计算，脑的需氧量约为每分钟 50 毫升，占全身需氧量的 20% ~ 25%；每分钟消耗葡萄糖 77 毫克，约占静息状态下全身总耗热量的 65%；另外有 750 ~ 1 000 毫升 / 分的血液流过脑组织，约占心脏输出量的 20%。生长发育期中的儿童，脑的需氧量高达全身总需氧量的一半以上。这样大量的热量消耗主要用于脑组织的生长发育，维持和恢复神经细胞的膜电位，保证神经元正常的传导作用。

脑的基本成分

可分为水、无机物质和有机物质。

水是脑中所占比例最多的成分。其含量和机体的年龄有关，例如人的大脑含水率随年龄增加而减少：胎儿期为 91.1%，出生后 1.5 个月为 87.8%，3 岁 6 个月为 81.6%，6 岁为 80.0%，20 岁时为 77.5%。虽然一些研究观察到机体缺水或失水可能影响成人和儿童的认知功能，但其发生机制迄今尚未明确。

脑组织中的无机物质含量常用灰分总量来表示，人脑组织灰分总量约为 4.5%(干组织)。灰分的组成主要为矿物元素，其中以钾、钠、氯的含量最高，为脑样本鲜重的 0.10% ~ 0.38%，另外还有磷、硫、钙、镁等元素。磷和硫在神经组织中的含量很高，但绝大部分都以有机化合物的形式存在，并在神经活动中发挥作用。

脑组织主要由有机物质构成，而且脑的各种功能主要依赖于有机物质的存在和转化才能得以实现。脑中各种有机物质共占全部干物质的 85% 左右，以脂类和蛋白类为主，还有一定量的核酸、游离氨基酸、肽类以及其他含氮物质，糖类的含量很少。

脂 类

成人脑组织干重的 50% ~ 60% 由脂类组成，主要由磷脂、糖脂和固醇组成，还包含少量的中性脂和结合脂类。其中大约 35% 以多不饱和脂肪酸的形式存在。多不饱和脂肪酸为人体必需脂肪酸，包括 ω-3 和 ω-6 两大类。ω-3 多不饱和脂肪酸主要包括二十二碳六烯酸 (DHA)、二十碳五烯酸 (EPA) 及其前体亚麻酸 (LNA) 等，ω-6 多不饱和脂肪酸则主要包括花生四烯酸 (AA) 及其前体亚油酸 (LA) 等。

亚油酸和亚麻酸属于人体必需的脂肪酸，对神经组织结构和功能具有特殊的意义。但不能由脑合成，而必须由膳食中进入血液，然后再转运入脑。研究证实，膳食中的部分脂肪酸不仅可以掺入脑中，而且膳食中脂肪成分的改变能够引起脑中脂肪酸成分的变化。脂肪酸特别是多不饱和脂肪酸的摄入量变化，是否可能影响细胞膜的结构、膜上的酶类、离子通道、信号转导系统以及其他代谢过程，是否可能导致脑的病理改变以及心理行为异常，成为神经营养学非常关注的研究领域。

蛋白质、肽和氨基酸

脑中蛋白质的含量仅次于脂类，占固体物质的 26% ～ 45%。动物脑含蛋白质的比例在胎儿期最高，出生以后随着年龄增长而逐渐下降。哺乳动物脑（干燥样本）中的灰质约含蛋白质 51%、白质 33%、脊髓 31%。

脑的蛋白质与其他组织一样经历着不断的代谢。脑的长时记忆和永久记忆等活动需要降解蛋白质，并用新的蛋白质取代之。应用示踪同位素研究发现脑中蛋白质有很强的合成和降解活性。神经组织中含有多种肽类，较早受到关注的有谷胱甘肽 (GSH) 及 γ- 谷氨酰肽类。新鲜脑组织中的谷胱甘肽达到 100 毫克 / 克以上。后者含量较少，包括谷氨酸与谷氨酰胺、甘氨酸、α- 氨基丁酸、丝氨酸、丙氨酸、缬氨酸等氨基酸所生成的二肽。近 30 年中发现的胆囊收缩素、降钙素、血管紧张素等多种神经肽，虽然在脑组织中的含量很低，但是发挥着极为重要的生理功能。

神经系统存在的氨基酸，不仅是蛋白质的代谢产物，有些还在神经传导中发挥神经递质的生理功能，还有一些氨基酸作为前体物质为合成神经递质提供原料。已经证实具有递质作用的有 γ- 氨基丁酸、谷氨酸、天冬氨酸、甘氨酸等，另有牛磺酸、脯氨酸、丝氨酸和 N- 乙酰天冬氨酸等可能具有神经递质的作用。

糖和热量

神经系统中含糖量很少，正常脑中仅有 1.5 微摩 / 克级别的游离葡萄糖，与脑脊液中的含量相近。脑组织中含有的糖类除了供能以外，还作为主要的碳链来源，形成多种简单或复杂的分子。在正常生理状态下，葡萄糖是为神经活动供应热量的唯一源泉，所以必须从细胞外液或血浆中不断补充葡萄糖。如果血糖低于正常水平，大脑活动热量不足，就会引起学习记忆能力下降、头晕、困倦等症状。严重低血糖可以导致意识障碍，甚至发生昏迷。脑组织在缺糖时可用一部分谷氨酸及酮体作为能源，但难以纠正低血糖导致的脑功能受损。

维生素类

维生素类在神经组织代谢中所起的作用，近年来有了不少研究进展，其中除了众所周知的硫胺（维生素 B_1）在糖代谢中起辅酶作用外，许多 B 族维生素（维生素 B_6、维生素 B_{12}、维生素 B_2、烟酰胺、泛酸、生物素），以及某些脂溶性维生素都可以直接或间接地对神经组织和细胞的多种代谢产生影响。在神经系统功能障碍时，使用维生素疗法的范围也在不断扩大，尤其是在先天性遗传代谢性疾病中，已发现有十余种疾病用维生素类治疗有一定的效果。

矿物元素

铁对脑的影响主要在于髓鞘形成和多巴胺（DA）受体合成。营养学界以往主要研究缺铁性贫血导致的婴幼儿脑发育问题，以及铁摄入量与人类认知和情绪等脑功能的关系。

中枢神经系统含锌丰富，几乎所有神经元都含锌，其中海马、垂体和视网膜含量最高。锌在中枢神经系统具有神经调节、促进神经发育和神经元保护等作用。

碘的生理功能是通过甲状腺激素完成的，而甲状腺激素对躯体和大脑的发育都是必需的。

5. 乙酰胆碱在传导神经兴奋中的作用

自 20 世纪 30 年代，"乙酰胆碱"（ACh）被证实为神经传递的化学物质后，"化学传递学说"成为解释神经细胞之间信息传递的重要观点之一。

乙酰胆碱是由胆碱和乙酸形成的中性脂，在中枢神经组织中平均含量为 1 ~ 7 微克 / 克，主要存在于胆碱能神经元之中。脑组织含胆碱 8 ~ 40 微摩 / 克，但神经组织自身不能生成胆碱，而必须从血浆内摄取。因而认为脑组织中合成乙酰胆碱的过程有赖于血中胆碱供应的调节。

在哺乳动物的脑中，磷脂占全部脂类的 1/4 以上，都以磷脂酸为其主要的共同结构。磷脂酰胆碱（又名卵磷脂，PC）是胆碱与某种磷脂酸的酯，是构成细胞膜的主要磷脂，同时也是胆碱的主要来源，而胆碱又是重要的神经递质——乙酰胆碱的主要合成原料。

胆碱在神经递质合成、脂质转运以及甲基供体代谢等生理过程是必需的。在保证胆碱能神经的信号传递和跨膜信号转导、维持细胞膜结构的完整性、改善记忆功能、保证脑的正常发育、降低神经管畸形的发生率等方面，胆碱也有重要作用。

6. 祖国医学对"神明"的认识

中医学认为，心、肾对神明皆有作用。

心主血脉，司神明，心气不足，心阳不振，痰浊上泛，蒙蔽神窍，导致神明失用，故当补益心气，振奋心阳，佐以化痰开窍。宋朝《和剂局方》曰："心气不足，志意不定，神情恍惚，语言错忘，惊悸郁愁，惨戚，喜惊多恐，健忘少睡，夜多噩梦，寐则惊魇，发狂眩暴不知人。"《内经》亦云："所以任物者谓之心，心有所忆谓之意……"该心为君主之官，与人的记忆等活动密切相关。心脏的功能活动正常与否，特别是心气的充足与否，在老年痴呆发病中具有特别重要的作用。

《黄帝内经》曰："肾主骨，生髓通于脑。"明朝李时珍云："脑为元神之府。""神明"不仅与五脏之一的心相关，还与奇恒之府的脑关系密切。清人王清任在总结前人对脑的认识并吸收传入的西方学说，在《医林改错》中提出："灵机记性不在心在脑。""小儿无记性者，髓海未满；高年无记性者，髓海渐空。"首次将老年痴呆归于脑功能的障碍。清人程杏轩《医述》亦云："脑为髓海……脑髓纯者灵，杂者钝，耳目皆由以禀令，故聪明焉。"

老年痴呆最为显著也是最早出现的临床症状是记忆力减退，即健忘，它的病因病机与痴呆大同小异，中医学对此也有较为详细论述。如林佩琴在《类证治裁·健忘》中说："健忘者，陡然忘之，尽力思索不来也。夫人之神宅于心，心之精依于肾，脑为元神之府，精髓之海，实记性所凭也。正希金先生尝曰：凡人外有所见，必留其影于脑。小儿善忘者，脑未满也。老人健忘者，脑渐空也。故治健忘者，必交其心肾，使心之神明下通于肾，肾之精华上升于脑，精能生气，气能生神，神定气清，自鲜遗忘之失。"王学权在《重庆堂随笔》中指出："盖脑为髓海，又名元神之府，水足髓充，则元神精湛而强记不忘矣，若火炎髓竭，元神渐昏，未老健忘，将成劳损也。"

第二篇

认识：静悄悄的『老年杀手』

◎ 『沉默的流行病』——老年痴呆

◎ 是基因突变导致了痴呆吗

◎ 老年痴呆的基本危险因素有哪些

◎ 老人突然变『静』警惕老年痴呆

◎ 『多读书』降低痴呆发生的危险性

◎ 疾病面前，人人平等

7. "沉默的流行病"——老年痴呆

痴呆是由于皮质或皮质下功能障碍而导致的认知能力减退的综合征。认知能力涉及记忆力、注意力、判断力、语言、空间构象能力、计算力等。痴呆的进程多呈慢性、隐匿性进展，病程长。患者会逐渐出现个性、人格、行为方式的改变，而使其生活质量下降，并且给家人和社会造成沉重的经济负担和精神心理负担。

老年痴呆是老年人发生的痴呆之统称。其中最常见的是阿尔茨海默病(占50%以上)，其次是血管性痴呆(占20%～30%)以及额颞叶痴呆(包括Pick病)、路易体痴呆。此外，自身免疫性脑炎、甲状腺功能障碍和营养失衡等也可能引起痴呆。

阿尔茨海默病 (AD) 是发生于老年和老年前期、以进行性认知功能障碍和行为损害为特征的中枢神经系统变性疾病。该病在老年人中发病率高，60岁以上老年人中的患病率约为5%。病因尚不清楚，发病机制复杂。特征性病理改变包括以β-淀粉样蛋白 (Aβ) 沉积为核心的老年斑，以过度磷酸化 tau 蛋白为主要成分的神经原纤维缠结，以胆碱能神经元变性和死亡为主的神经元丢失和特定区域的脑萎缩。目前研究认为，神经炎症、氧化应激、钙超载、线粒体缺陷、热量代谢障碍、神经营养因子减少、雌激素水平下降、高胆固醇血症、慢性脑缺血等与阿尔茨海默病的发病有关。

血管性痴呆 (VD) 是在脑血管病的基础上发生的认知功能障碍。可以根据血管病变的特点和部位，将血管性痴呆分为：多发性梗死性痴呆、关键部位梗死性痴呆和小血管病性痴呆(其中 Binswanger 病又是最常见的小血管病性痴呆的类型)。相对阿尔茨海默病而言，血管性痴呆的病程表现为波动性、阶梯式进展，且进展较快。

8. 什么是阿尔茨海默病

阿尔茨海默病是一种隐匿性的神经退行性疾病，在我国俗称为老年性痴呆、老年痴呆、早老性痴呆、认知功能障碍，也有人称为失智症等。

1906 年 11 月 4 日在德国图宾根举行的德国西南部精神病学会议上，德国精神病与神经病理学家阿洛伊斯·阿尔茨海默报道了 1 例病例报告：一名来自法兰克福的名叫奥古斯特的 51 岁女患者，她表现出进行性的认知障碍，出现幻觉、妄想以及明显的社会心理不全等症状，病情进行性发展，4 年后死亡。阿尔茨海默医生对这个患者大脑组织切片进行了化学染色，当他在显微镜下观察这个大脑的组织切片时，发现有微小的淀粉样斑块及由异常的蛋白片段和扭曲的纤维组成的 tau 蛋白缠结。这种显微镜下可见的结构遍布这个患者的整个大脑，在控制大脑记忆及其他与语言、决策、人格等认知功能相关的脑结构部位尤其明显和多见。

虽然阿尔茨海默医生第一次将精神疾病和大脑结构异常结合在一起，但之后的 50 多年医学界并没有对此给予太多的关注，这是因为当时绝大多数学者认为阿尔

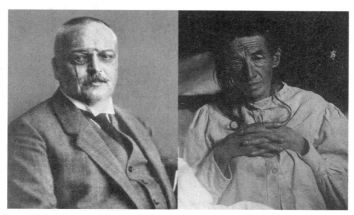

阿尔茨海默医生　　　　　患者奥古斯特

茨海默病只是在中年时期影响某些个别"倒霉蛋"的罕见疾病。绝大多数医生认为衰老是老年的一部分，是正常现象。当人们到达一定的年龄，记忆力势必会衰退，脑组织势必会萎缩。在解剖中可以发现，老年人的大脑体积比年轻人小，脑沟也更深。

20 世纪 60 年代后期，神经病理学家采用阿尔茨海默医生的染色方法，系统地研究老年人尸体解剖后衰老的大脑。研究者在老年痴呆的患者大脑组织切片中均发现有淀粉样沉积和缠结的 tau 蛋白，这种现象看上去就是只要人的寿命足够长，这些淀粉样斑块和神经缠结就会影响所有老年人。事实也是如此，高龄老年人的大脑遍布斑块和神经缠结。因为这些研究，具有这种衰老特征的疾病最终就被定义为阿尔茨海默病。

阿尔茨海默病的早期阶段，在症状能被检测出来之前，β- 淀粉样蛋白（Aβ）沉积和神经元纤维缠结在负责学习、记忆、思考和制定计划的区域开始形成。

在图片中可以看到上面所说的两个罪魁祸首。位于神经细胞之间的是 β- 淀粉

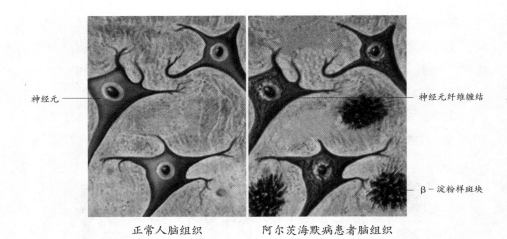

神经元

神经元纤维缠结

β－淀粉样斑块

正常人脑组织　　　　阿尔茨海默病患者脑组织

样斑块，呈棕色，细胞内部像混乱的线团一样的是神经纤维缠结。相比之下，正常人的脑组织中都看不到这两样东西，要"干净"得多。其实导致那些斑块和缠结的蛋白质在健康的人脑中也有，不同的是，健康人体能把它们"清除"掉，或者让它们保持溶解状态，行使正常的功能，而患者体内这些蛋白积聚成一大块沉淀出来，影响细胞的生存。

9. 老年痴呆究竟离我们有多远

随着现代人期望寿命的增长，导致老龄化现象不断加剧，因而阿尔茨海默病的患病率进一步攀升，罹患阿尔茨海默病的人数越来越多。但因为目前阿尔茨海默病的发病机制尚未完全明了，因此还没有找到可以阻止该病发病和进展的有效治疗方法。

老年痴呆患病率与年龄关系

年龄（岁）	新发病数（1000人·年）
65 ～ 69	3
70 ～ 74	6
75 ～ 79	9
80 ～ 84	23
85 ～ 89	40
＞ 90	69

远离老年痴呆
预防是最好的治疗

世界阿尔茨海默病协会 2015 年公布调查结果显示，全球 2015 年有阿尔茨海默病患者 4 680 万人，2015 年新增加痴呆患者 990 万人，**平均每 3 秒就新增加 1 名老年痴呆患者，**全球 58% 的阿尔茨海默病患者分布在现今的中低收入国家。预计到 2050 年，全球患阿尔茨海默病的人数将会突破 1.315 亿人。这个数字已经超过了目前日本人口的总和，差不多快赶上俄罗斯的全国人口总数了。

我国是世界上老年人口基数最大的国家，也是老年痴呆患者最多的国家，约占全球患者总人数 1/5。2018 年"中国精神障碍疾病负担及卫生服务利用研究"项目公布的数据显示，**我国 65 岁及以上人群老年痴呆患病率为 5.56%，有近 1 000 万名阿尔茨海默病患者，**且在 65 岁及其以上年龄段的老龄人口中每年以 5% ~ 7% 的速度增长。

虽然我国老年痴呆流行强度在世界范围内低于发达国家，老龄化社会带来的疾病负担尚未达到美国、日本、韩国等经济发达的老龄化国家目前的程度，但是未来的升高趋势值得重视。

然而迄今为止，人们对阿尔茨海默病还是束手无策。在新药的研发方面，世界著名制药企业罗氏、强生、辉瑞、礼来等公司都投入巨资研发新药，但目前还拿不出一种能有效延缓或者治疗阿尔茨海默病的药物。

每年的 9 月 21 日是"世界阿尔茨海默病日"，旨在提高公众对有关阿尔茨海默病及其他类型痴呆症的认识水平，让更多的人参与到积极预防老年痴呆和关爱阿尔茨海默病患者的行动中来。

10. 诊治工作面临明显的"三低"困局

在人口老龄化的基础上，老年痴呆病已经成为人类生命与健康最大的威胁之一，尤其是中国更是深受其害的重灾区。然而，与此形成鲜明对比的是目前老年痴呆病的受重视程度明显不足。

全球阿尔茨海默病及其他类型的痴呆患者中，仅有 22% 接受过正规诊治，而在中国这个比例甚至更低。据估算，我国 80% ~ 90% 的老年痴呆患者尚未得到及时诊治，大部分患者延迟就诊时间超过 2 年，能够获得及时治疗、科学照护的人数更是少之又少。有 49% 的病例被误认为是自然老化现象，仅 21% 的患者得到了规范诊断，19.6% 的患者接受了药物治疗，表现出明显的"三低"困局（即就诊率低、诊断率低和治疗率低）。

　　据介绍，我国认知功能障碍患者的漏诊率高达 30%。导致这一现象的原因是多方面的：首先是目标人群的回避态度。老年痴呆患者为老年人，主要的健康教育目标人群也是他们。但由于根深蒂固的传统观念影响，老年人中的相当一部分人讳疾忌医，经常有老人说"不愿听人说我们是老年痴呆""随着年龄增长健忘是正常现象""到精神科看病会感到没有面子，不愿意去看病"等。这些观念无疑不利于对目标人群普及正确、科学的健康知识。其次，通常认知功能障碍起病隐匿，进行性加重，目前尚无特效疗法，预后不良，因此预防更加重要。而老年人一般都习惯于重治疗轻预防，习惯于吃药才算治病，常常觉得早期进行认知功能障碍的筛查防治似乎没有就诊看医生的必要。

11. 老年痴呆是衰老还是疾病

　　老年痴呆是大脑自然衰老所导致的，还是一种非正常衰老的病理过程？这个问题一直都是普通老百姓所关注的焦点。什么时候是衰老？什么时候是痴呆？什么时候仅仅是失神而不是遗忘？衰老和疾病之间是否存在一个临界过程呢？

　　现在人们已达成了一种共识：阿尔茨海默病是一种疾病，而不是通常意义上的衰老。

　　近些年科学家们已经发现，轻度认知障碍（MCI）阶段正是一个关键的转折点。10% ~ 15% 的人可能会从轻度认知障碍阶段发展为阿尔茨海默病，同时也会有 5% 的人在这个阶段发生可逆性转变，从而暂停认知功能的继续恶化或者恢复并进入自然衰老过程。最重要的是，研究者们已经不再认为阿尔茨海默病是大脑衰老过程中的突发灾难，而是一种慢性的、进行性的、具有较长时间跨度的疾病，这种疾病受不同的因素影响，比如营养、教育、感染、糖尿病、身心健康等因素。这些影响因素对于大脑来说是潜移默化的，直到 60 岁、70 岁、80 岁才逐渐显现出来。

　　阿尔茨海默病与衰老在相同症状时的表现是不同的。比如遗忘，大部分老人都有遗忘的经历。对于正常老龄的人来说，常常有这样一些现象，出门忘带钥匙和眼镜是很常见的，当被问及一些事情或者人名、地名时，常常觉得就在嘴边，但就是说不出来。但是当给他们做记忆力和思维的相关医学测试时，他们的测试结果一般都在正常标准范围之内。正常年龄的衰老所表现的认知功能和记忆的减退是比较轻微的，一般不足以达到临床的重视程度。但是阿尔茨海默病所引起的认知功能改变是严重的，并呈进行性发展。区分健忘老人和痴呆所致的记忆功能减退，最重要的不仅仅是记忆功能减退，同时还伴有语言思维和认知功能的下降。

12. 痴呆与阿尔茨海默病有什么区别

痴呆一直被用来描述记忆丧失和精神心理能力严重缺失，并影响到日常生活的一种疾病。阿尔茨海默病是痴呆的最常见类型，占痴呆的 60% ~ 80%，因此有时人们将痴呆与阿尔茨海默病这两个词通用了。但是痴呆还有许多其他的类型，比如血管性痴呆、额颞叶痴呆、路易体痴呆等。痴呆是指一组大脑疾病，而不仅仅是阿尔茨海默病。

阿尔茨海默病 区别于其他常见类型痴呆的一个主要特征就是其具有一定的家族遗传性，因此利用分子遗传学的方法可以对早发性阿尔茨海默病和家族性阿尔茨海默病患者进行检测。因其临床表现呈多样性特征，故需要与其他几种常见痴呆进行鉴别。

血管性痴呆 临床表现与阿尔茨海默病有很多相似之处，但由于两者的损伤部位不同，其临床表现也会略有差异。有研究表明，阿尔茨海默病主要与以操作和执行为主的认知功能损害有关，主要表现在右侧大脑半球的功能障碍；而血管性痴呆的智能损害更多与皮质下病变相关，特别是左侧大脑半球的皮质下区域。阿尔茨海默病的短期记忆明显低于血管性痴呆。

两者影像表现也有相似之处，例如，两者均会出现脑萎缩及脑室扩张等，但由于其发病部位的不同，故按解剖结构分类来看，血管性痴呆属于混合性痴呆，阿尔茨海默病属于皮质性痴呆。血管性痴呆的临床表现多与血管损伤部位相关，其脑萎缩及脑室扩张主要是由梗死的脑组织坏死、液化形成腔隙，使得脑容积缩小所引起，血管性痴呆的患者一般会有糖尿病、高血压、心脏疾病或血液性疾病等基础诱发因素，同时该类型的痴呆会随着梗死次数的增多而加重，并且会有与损伤部位相关的神经功能缺损的临床症状。其鉴别可通过影像检查如头颅 CT 或头颅磁共振（MRI）进行鉴别，血管性痴呆影像学检查可见到诸多的梗死病灶或者白质改变。

血管性痴呆的一个重要特征就是经过积极的药物治疗或者康复治疗之后，其临

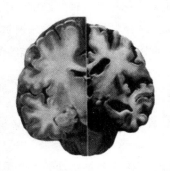

左侧为正常的脑部，右侧为萎缩的脑部

床症状能得到极大地改善。而阿尔茨海默病患者可能没有高血压、糖尿病、心脏疾病或血液性疾病等基础诱发因素，其影像学虽然也可能会出现脑萎缩表现，但无明显的梗死病灶或者白质改变，另外该种类型的痴呆没有特异性治疗药物，并且会呈渐进性加重，最终预后多不理想。

额颞叶痴呆 病理改变以额颞叶萎缩为主要特征，其主要特征是额颞叶萎缩，基底节、海马、黑质等部位也可能受累，其病理变化与阿尔茨海默病有相似之处。影像学检查可将两者进行区别，额颞叶痴呆的影像学表现以额颞叶萎缩为主，而阿尔茨海默病的影像学则显示广泛性的脑萎缩，两者的治疗及预后不容易区别。

路易体痴呆 是一种以路易小体为病理特征的神经变性疾病，其临床表现以认知障碍、帕金森综合征及视幻觉为主。路易体痴呆的临床表现为波动性痴呆、精神障碍和锥体外系症状，可出现失语、失认及失用等。影像学鉴别方面，磁共振冠状位扫描显示路易体痴呆颞叶萎缩不明显，阿尔茨海默病则见内侧颞叶萎缩。

13. 是基因突变导致了痴呆吗

阿尔茨海默病有两个类型：早发型和晚发型，两型都与遗传学有联系。

早发型阿尔茨海默病是一种比较少见的阿尔茨海默病，大约占所有阿尔茨海默病患者的 5%，多在 30 岁以后和 65 岁之前发病。有些早发型阿尔茨海默病由遗传引起，也被称为家族性阿尔茨海默病。全世界已经发现有 200 个家族有基因突变引起的家族性阿尔茨海默病。迄今为止，科学家已经确定了家族性早发型阿尔茨海默病的三个致病基因，如 21 号染色体基因突变引起异常淀粉样前提蛋白 (APP) 形成，

14 号染色体基因突变引起异常早老素 1(PS1) 形成，1 号染色体基因突变导致异常早老素 2(PS2) 形成。即使有一种基因遗传，也会发展为早发型阿尔茨海默病。这种遗传特征属于常染色体显性遗传。换句话说，同代的子孙，如果他们的父母患阿尔茨海默病，他们作为一级家属一般更有可能发生家族性阿尔茨海默病。

晚发型阿尔茨海默病是一种比较常见的阿尔茨海默病，大多数阿尔茨海默病病例是晚发型的，在 65 岁以后发病。统计学研究显示，在早发型阿尔茨海默病患者体内发现的基因突变，与晚发型阿尔茨海默病无关。虽然有一个特异基因并非晚发型阿尔茨海默病的原因，但携带这个遗传性危险因素的人，的确能增加发展为阿尔茨海默病的危险性。这个基因叫载脂蛋白 E(ApoE) 基因，位于人体 19 号染色体。载脂蛋白 E 基因以三种形式或三个等位基因存在，即载脂蛋白 Eε2、载脂蛋白 Eε3、载脂蛋白 Eε4。

载脂蛋白 Eε4 等位基因被称为易感基因。研究发现，载脂蛋白 Eε4 等位基因的基因量与晚发型阿尔茨海默病发病有关。65 岁以后发生的阿尔茨海默病被称为晚发型阿尔茨海默病。在晚发型家族性阿尔茨海默病的家族成员中，不携带载脂蛋白 Eε4 等位基因的人患阿尔茨海默病的危险性为 20%，携带 1 个载脂蛋白 Eε4 等位基因的人患阿尔茨海默病的危险性为 45%，携带 2 个载脂蛋白 Eε4 等位基因即载脂蛋白 Eε4/4 型的阿尔茨海默病家系成员，在 80 岁时几乎肯定发生阿尔茨海默病。

但是，携带了危险基因并不等于一定会发病，而且许多阿尔茨海默病患者并没有携带载脂蛋白 Eε4 等位基因。因此，基因检测并不足以预测阿尔茨海默病的发生。

14. 老年痴呆的早期症状有哪些

记忆障碍 老年痴呆发病最初的症状是记忆力下降。主要表现为近期记忆的衰退，比如：一件事情向他述说几遍也会立即忘记；刚放置的东西转身就忘记放在哪里了；做饭菜时已放过盐一会儿又放一次；刚买的东西忘记拿走而自己却离开了；刚刚被介绍认识的朋友，再次见面时就因为忘了朋友的名字而出现尴尬的场面。而对过去的、有着深刻印象的事件，如过去曾经经历过的战争、参加过的某种重大事件和政治活动、失去的亲人等记忆力却较好，就是所谓的远期记忆还保持得较好。

然而，随着疾病的发展，远期记忆也会逐渐减退，甚至出现错构、虚构及妄想等症状。如把过去发生的事情说成是现在或者是刚刚发生的，把几件互不关联的事情连在一起张冠李戴，有时甚至会给别人从头到尾地述说一件根本就没有发生过的事情。记忆障碍最严重时，表现为患者不认识自己的亲人，甚至连镜子或照片中的自己都不认识了。

时间和地点的定向力逐渐丧失　患者分不清时间和地点，这不是因为患者的意识出现了问题而是其认知能力，也就是其智力下降的一种表现。例如患者不知道今天是何年何月何日，现在是上午还是下午，不清楚自己在什么地方，出了家门就找不到回家的路等。

计算能力障碍　计算能力下降也是认知能力下降的一个方面。表现较轻的是计算速度明显变慢，不能完成复杂的计算，或者经常发生明显的错误，表现严重时则连简单的加减计算也无法进行，甚至完全丧失了对数字的反应。

理解力和判断力下降　表现为对周围的事物不能正确地理解，直接影响对事物的推理和判断，分不清主要的和次要的、是本质的还是非本质的东西，因此不能正确地处理问题。

语言障碍　轻者说话啰嗦、内容重复、杂乱无章，重者答非所问，内容离题千里，令人无法理解；或经常自言自语，内容支离破碎；或缄默少语，丧失阅读能力。

思维情感障碍　思维常出现片断性，大事被忽略，琐事却纠缠不清，同时伴有情感迟钝，对人淡漠，逐渐发展为完全茫然而无表情，或小儿样欣快症状很突出。有的则出现幻觉，如幻听、幻视等；有的出现片断妄想，如嫉妒妄想、被偷窃妄想、夸大妄想等。

个性和人格改变　多数表现为自私、主观，或急躁易怒、不理智，或焦虑、多疑。还有一部分人表现为性格孤僻，以自我为中心，对周围事物不感兴趣，缺乏热情，与发病前相比判若两人。

行为障碍　早期表现为以遗忘为主的行为障碍，如好忘事、遗失物品、迷路走失等。中期多表现为与思维判断障碍和个性人格改变相关的行为异常，如不分昼夜，四处游走，吵闹不休；不知冷暖，衣着混乱，甚至以衣当裤，以帽当袜；不讲卫生，不辨秽洁，甚至玩弄便溺；不识尊卑，不分男女，甚至有性欲亢进的倾向。

行动障碍　动作迟缓，走路不稳，偏瘫，甚至卧床不起，大小便失禁，不能自主进食，终至死亡。

15. 重视对轻度认知功能障碍的识别和干预

轻度认知功能障碍 (MCI) 的概念，最早由美国最著名的医疗诊治中心梅奥诊所医生罗恩·皮特森博士提出来的，主要是针对那些存在记忆力缺陷，类似极轻度阿尔茨海默病患者。

2011 年，美国国家衰老研究所和阿尔茨海默病协会颁布的诊断标准指出，阿尔茨海默病是一个连续的疾病过程，进入痴呆期之前还要经过临床前期阶段和轻度认知障碍阶段，这两个阶段虽然还没有达到痴呆的严重程度，但是已经具备了阿尔茨海默病的病理学基础和轻度认知功能下降的表现。

尽管不同的研究中对轻度认知障碍阶段的定义不尽相同，人群研究已经增加了人们对 MCI 的了解。大于 65 岁的老年人群 MCI 的患病率在 3% ~ 19%，年发病率为 (5 ~ 58) 例 /1000 人，向痴呆的转化率为 2 年 11% ~ 33%。但也有报道 44% 的 MCI 人群在 1 年后的随访时转变为正常。很多影响因素会对 MCI 的转归产生影响，而不仅仅是神经变性，需要考虑的因素还有血管因素、激素改变、教育程度和遗传因素等。其中遗忘型轻度认知功能障碍更有可能转化为阿尔茨海默病所致痴呆。

现在有些诊断技术的敏感性和特异性都很高，甚至能够鉴别出那些目前看上去正常但将来却有很高危险发展成 MCI 者。这些方法可帮助医生不需要借助纸质的量表来评价记忆和认知功能，明确脑生理功能的这些新的研究工具及技术也促使许多世界顶级的科学家考虑如何重新定义阿尔茨海默病。专家们修订了阿尔茨海默病的定义，将那些 PET 阳性或者脑脊液检查结果提示存在斑块和神经缠结可能的 MCI 患者也归于阿尔茨海默病患者；淀粉样物质阳性的正常老年人，当脑内存在少量斑块或者神经缠结时则被归为阿尔茨海默病的临床前期。

研究发现，在轻度认知功能障碍或早期阿尔茨海默病阶段实施干预，可在一定程度上延缓疾病的进展，提高患者的生存质量，而一旦患者进展到中度或重度痴呆阶段，那时无论是药物还是其他治疗方法都无法阻止疾病的迅速进展。

16. 老年痴呆的基本危险因素有哪些

老年痴呆中的阿尔茨海默病的病因至今未明，但是通过统计学研究发现它与某种疾病有关的一些因素。这些因素既可能是发病的直接因素，也可能是原有疾病的继发表现或疾病的早期症状。

阿尔茨海默病的危险因素可分为三类：①心理学危险因素，主要包括易感性格、抑郁情绪、兴趣狭窄、重大不良事件刺激等。②社会学危险因素，包括缺乏教育、经济状况差、工作和职业地位低、居住状况差、身体活动不足、单身、吸烟、酗酒等。由于心理学和社会学危险因素的密切关系，人们常常统称为心理社会危险因素。③生物学危险因素，有年龄、性别、易感基因（如载脂蛋白 Eε4 等位基因）、家族遗传史、头部外伤、血管危险因素等。

在所有的危险因素中，年龄、性别、易感基因、家族遗传史等是难以改变的，而血管危险因素则是可以预防和治疗的。这些因素既是血管性痴呆的危险因素，也是阿尔茨海默病的危险因素，应引起特别关注。

常见的血管危险因素有高血压、冠心病、2 型糖尿病、高脂血症、脑卒中病史、脑动脉硬化、脑供血动脉斑块和狭窄、脑淀粉样血管病、慢性心力衰竭、心肌梗死、肥胖、代谢综合征、血栓性疾病、偏头痛、高纤维蛋白原血症、高血黏度、高同型半胱氨酸血症、摄入过多饱和脂肪酸、吸烟和酗酒等，其中无症状腔隙性脑梗死、长期高血压、心脏病和动脉粥样硬化是最重要的危险因素。

不管是哪一种类型的阿尔茨海默病，一旦发展到中、晚期，均无令人满意的治疗方法。因此，认识和了解阿尔茨海默病的危险因素，为阿尔茨海默病的一级预防和早期诊断提供依据，对于控制阿尔茨海默病的发生和发展极为重要。

高龄　高龄是阿尔茨海默病最重要的危险因素。在 60 岁以上的老年人群中，年龄每增长 5 岁，阿尔茨海默病的患病率就增加 1 倍。60 岁以上老年人中，阿尔茨海默病的患病率随增龄而增高。60 岁组的患病率为 2.3%；70 岁组为 3.9%；80 岁以上组为 32.0%。血管性痴呆的患病率也与发病年龄成正比。70 ～ 79 岁老年人中，血管性痴呆的患病率为 2.2%；80 岁以上为 16.3%；90 岁以上则高达 48%。随着年龄的增长，血管性痴呆发病率也有逐渐升高趋势，以 80 ～ 95 岁年龄组发病率最高。

性别　阿尔茨海默病患者中女性多于男性。65 岁以上女性患阿尔茨海默病的人数通常比同年龄的男性高 2 ～ 3 倍。

女性患阿尔茨海默病风险比男性高的原因，可能是女性的预期寿命比男性要长，所以在生命的后期患阿尔茨海默病的女性要多于男性，也可能跟女性在绝经后雌激素水平的降低有关，也可能与女性增龄性脑萎缩早于男性有关。健康老年女性从 50 ～ 60 岁开始脑体积减小，而男性比女性的脑萎缩至少要晚 10 年。但也可能是由于男女传统的社会地位不同，女性文化程度普遍较低、社交范围小，而且女性易有抑郁、孤独倾向，这可能是导致女性阿尔茨海默病发病的一个较独立的危险因素。因此，应该鼓励老年女性积极参加社交活动，培养良好的兴趣爱好，保持乐观的心态。

头颅外伤　到目前为止，研究人员对头部创伤史与阿尔茨海默病的关系还没有得到肯定的结论，但其对阿尔茨海默病的影响是显而易见的。虽然头部外伤并不会直接引起痴呆，但是统计也发现，年轻时的中、重度头部外伤可能会增加老年后患阿尔茨海默病或其他类型痴呆的危险性。而且随着头部外伤严重程度的增加，患阿尔茨海默病的危险性也会增加。虽然有人认为，头颅外伤只有通过与某些危险基因共同作用才增加发生阿尔茨海默病的危险，但许多痴呆病例并没有携带危险基因，因为早年有脑外伤而到了晚年也发生了痴呆。著名的世界拳王阿里就是由于头部经常遭受打击而逐渐发生帕金森病和痴呆的临床表现。

17. 易患阿尔茨海默病的血管危险因素有哪些

近年来，血管危险因素对阿尔茨海默病发病的影响越来越受到重视。究其原因还是类似脑外伤，与遗传因素等相比较多数具有可控性，可以针对性地对老年人群的血管危险因素进行有效控制。这样不仅可以防止其他系统疾病的发生，也可以有效预防阿尔茨海默病的发生和进展。包括高血压、糖尿病、高脂血症、心脏病、短暂性脑缺血发作、颈动脉疾病、脑白质改变等。

高血压　高血压被认为是阿尔茨海默病发病的独立危险因素。迈耶等进行大样本病例对照的流行病学研究表明，阿尔茨海默病组中高血压的患病率为78%，而正常对照组中为35.5%。尽管如此，关于高血压与痴呆的关系是有争议的，有流行病学研究报道高血压患者的痴呆发生率高，但其他一些临床研究报道，积极治疗高血压并不能减少痴呆的发生。高血压影响阿尔茨海默病的发生，主要是因为高血压导致脑动脉硬化和毛细血管病变，进而影响脑内淀粉样蛋白的代谢，最终可能导致神经元变性、死亡和大脑的认知下降。

糖尿病　糖尿病对阿尔茨海默病的影响较高血压显得更加重要。多个病例研究均报道糖尿病促使阿尔茨海默病的形成。迈耶等的报道显示，阿尔茨海默病患者人群中糖尿病患病率为17.1%，明显高于正常对照组(4.4%)。糖尿病对阿尔茨海默病的影响主要通过其导致脑微小血管的病理病变，同时包括糖基化的损伤，最终导致慢性脑灌注不足，促使阿尔茨海默病的发生。

高脂血症　大量病例对照研究表明，阿尔茨海默病病例组的血脂较对照组显著偏高，并且高脂血症患病率也明显偏高。脂质代谢异常是动脉粥样硬化形成的病理基础，同时也可以导致脑部微循环缺血，进而促使阿尔茨海默病的发生及发展。对高脂血症患者使用他汀类药物可以有效地防止阿尔茨海默病的发生，其机制尚不完全清楚。

心脏病　最近有研究者认为，心脏病也可能是阿尔茨海默病的重要危险因素之一。在阿尔茨海默病患者中心脏病患病率是 56.1%，显著高于正常组 (24.5%)。心脏病对阿尔茨海默病的影响主要是通过影响血流动力学因素、脑的灌注与代谢，最终导致痴呆的发生。

短暂性脑缺血发作　短暂性脑缺血的反复发生必然导致脑灌注不足、脑萎缩、脑白质缺血，因此短暂性脑缺血也是阿尔茨海默病的危险因素之一。在迈耶等的研究中，阿尔茨海默病患者的短暂性脑缺血发作病史 (26.8%) 显著高于正常对照组 (10.3%)。

颈动脉疾病　有研究报道，阿尔茨海默病的发生与无症状性左侧颈内动脉高度狭窄密切相关，其中的机制可能并非潜在的血管危险因素或动脉粥样硬化所致。近期，有学者通过对阿尔茨海默病进行 1 年随访研究发现，颈动脉粥样硬化促进阿尔茨海默病患者认知进一步减退，该研究对颈动脉狭窄、内中膜厚度及斑块性质与认知减退的关系进行分析，最终发现重度颈内动脉狭窄是阿尔茨海默病患者认知减退的关键因素。

脑白质改变　大量研究表明，脑白质改变在阿尔茨海默病患者中普遍存在，阿尔茨海默病患者的脑白质改变程度明显重于正常对照组。脑白质改变被认为是小血管病变的结果。

18. 中年人患高血压增加患老年痴呆的风险

　　高血压是心脑血管病的重要危险因素，但是很少有人知道，它与阿尔茨海默病也有着密切的关系。高血压对脑组织的影响是一个持续而渐进的过程，高血压能引起脑部病变，包括无症状脑梗死、脑白质异常和脑萎缩。

中年时期患高血压能增加罹患阿尔茨海默病风险。美国科学家研究发现，中年时期患高血压与认知功能减退、阿尔茨海默病、血管性痴呆以及海马萎缩等有密切关系。英国一项研究也发现，79～85岁间发生阿尔茨海默病的老年人，他们15年前的高血压水平明显较高。其他研究也均毫无例外地证明，高血压与阿尔茨海默病或老年期认知障碍的发生之间具有明确的相关性。

降压治疗能减少痴呆和轻度认知损害的发生，并延缓认知功能减退的速度。荷兰专家随访了6249名平均年龄68.4岁的老年人（女性占60%)1990～2005年的阿尔茨海默病发病率，结果显示，与从未使用抗高血压药的人比较，使用抗高血压药与阿尔茨海默病危险度降低有显著相关性，每年使用抗高血压药的危害比是0.95，使用抗高血压药可使≤70岁的人患痴呆或阿尔茨海默病危害度降低8%。

一项新的研究显示，对于40岁以上的女性高血压患者而言，她们患老年痴呆的风险会明显增加73%，但男性患者则无影响。发表在最近出版的《神经学》期刊上的这项新研究表明，高血压对大脑健康的影响变得越来越早。之前已经有研究证实，高血压与老年痴呆症具有密切的关联，但从没有把小于50岁的人作为研究对象。

在这项研究中，美国加州凯撒医疗中心奥克兰研究所的研究人员回顾了5600名高血压患者的医疗记录，跟踪记录从1996年开始，平均随访15年，分析哪类高血压患者最易患上老年痴呆。研究人员发现，30岁以上的高血压患者没有痴呆风险增加的迹象，但40岁以上的女性高血压患者患老年痴呆的风险明显增加。在研究过程中，研究人员在考虑了像吸烟、糖尿病和体重超标等其他风险因素之后，仍然发现高血压会大大增加40岁以上女性患老年痴呆症的风险。

研究人员还分析了高血压对男性患者的影响。研究发现，男性高血压患者在40多岁时往往不受影响，但年老的时候则不然，很多男性高血压患者到老年时死于老年痴呆。除此之外，其他因素也可以影响男性和女性的痴呆风险，如遗传差异、生活方式差异等。

另外，高血压患者脑部的小血管异常与认知障碍有关，这可能是痴呆的早期征兆。在一项研究中，研究人员调查了345例中位年龄为65岁的高血压患者。患者接受了脑部磁共振成像扫描，测试了执行、记忆和注意力在内的认知功能，随访了大约4年。随访期间患者平均血压为144.5/76.5毫米汞柱。

研究观察了位于大脑中央的脑室周围白质，因为脑室周围白质在认知功能中起着重要作用。发现9%的人出现了轻微的认知障碍，而脑室周围白质改变与轻度认知障碍有关。研究人员发现，脑室周围白质异常的患者发生轻度认知功能减退的风险增加了 6 倍。研究也发现，脑室周围白质异常的进展与整体和执行功能的认知下降有关，脑内小血管出血与注意力下降有关。

研究人员指出，健康的循环系统是大脑健康的关键。大脑是新陈代谢非常活跃的器官，它需要数量巨大的氧气和其他营养物质来支持这一过程，正因为如此，需要丰富的血液输送到大脑中，只要一个环节出错，就会影响整体健康和大脑的功能。

19. 糖尿病与老年痴呆的关系

高糖状态作为一个重要的血管危险因素，是引发血管性痴呆的重要原因。许多研究充分肯定了糖尿病对阿尔茨海默病，特别是血管性痴呆的触发作用。血管性痴呆患者中合并糖尿病者占 20%。糖尿病同时伴有缺血性脑卒中的患者阿尔茨海默病发生率为 12.2%，仅低于高血压人群中血管性痴呆患者比例而成为第二大危险因素，且糖尿病患者发展为血管性痴呆和混合性痴呆的人数比例明显大于非糖尿病患者。

老年痴呆特别是阿尔茨海默病与糖尿病相关的机制尚不清楚，初步认为糖尿病引起的心脑血管问题，可能阻断血液流向大脑或引发脑卒中，结果造成阿尔茨海默病。近年来还发现，在阿尔茨海默病患者大脑和 2 型糖尿病患者胰腺中都有破坏性的 β- 淀粉样物质沉积，也许正与此相关。此外，胰岛素信号传导障碍可引起神经元损伤，而胰岛素可调节 β- 淀粉样蛋白前体代谢，具有神经保护作用，还可以改善认知和学习功能。尽管如此，散发型阿尔茨海默病是与胰岛素抵抗有关，还是 "3 型糖尿病"，尚存争议。

美国学者 2005 年 2 月证实，胰岛素和胰岛素样生长因子 -1(IGF-1)、胰岛素样生长因子 -2(IGF-2) 及其受体在阿尔茨海默病患者中枢神经系统中的表达显著降低，而且降低幅度与阿尔茨海默病进展程度相关。由此认为，阿尔茨海默病可能是 "3 型糖尿病"。2005 年 6 月 20 日，在美国华盛顿召开的第一届世界阿尔茨海默病预防大会上，美国学者报道胰岛素滴鼻可以改善阿尔茨海默病和轻度认知损害患者的认知功能和学习能力，支持 "阿尔茨海默病可能是 3 型糖尿病" 的假说。2005 年 7 月 16 日，在西班牙马德里召开的世界阿尔茨海默病大会上，会议主席美国梅奥诊所教授罗恩·皮特森指出，糖尿病甚至是糖尿病前期就有进展为阿尔茨海默病的危险。那些处于糖尿病前期（血糖水平轻度高于正常但无任何症状）的人，9 年后有 70% 的风险发展为痴呆（包括阿尔茨海默病在内），患 2 型糖尿病的人发展为阿尔茨海默病的风险是同龄、同性别健康人的 2 倍。

减肥和体育锻炼能降低轻度升高的血糖水平和战胜糖尿病，并且可以预防阿尔茨海默病的发生，说明糖尿病是阿尔茨海默病一个可干预的重要危险因素。虽然不是每个糖尿病患者都会患阿尔茨海默病，也不是所有的阿尔茨海默病患者都与糖尿病有关。

20. 心脏病与老年痴呆的关系

心肌梗死、心房纤颤和充血性心力衰竭是阿尔茨海默病的明确危险因素。

心肌梗死也是促使血管性痴呆发病的高危因素。心肌梗死通常是动脉硬化的最终结果，而动脉硬化作为一个系统性疾病，在影响心血管的同时一定程度上也影响脑血管。动脉硬化的管腔狭窄可能引发脑循环障碍，甚至导致脑缺血，促使神经细胞死亡、丢失，发生痴呆。

心律失常尤其是心房纤颤患者，极易发生脑卒中及卒中后痴呆，其危险性远远大于正常人。心房纤颤患者中痴呆发生率为 8%，且对于女性和 75 岁以下的心房纤颤患者来说，这种关系尤为明显。可能的原因是，心房纤颤可能会引起脑栓塞，并引发心输出量减少，从而导致脑部缺血。此外，26% 的慢性充血性心力衰竭患者会发生认知损害，42% 以上的冠状动脉旁路移植术后会发生认知损害。由于心房纤颤等几种血管性危险因素与血管性痴呆和阿尔茨海默病都有联系，因此，心房纤颤的早期干预，可能对未来认知损害的发生率和患病率具有重要的影响。

21. 中年高脂血症增加患老年痴呆的风险

血脂包括三酰甘油、总胆固醇、高密度脂蛋白胆固醇（HDL-C）和低密度脂蛋白胆固醇（LDL-C）等，其中血中的胆固醇水平增高与阿尔茨海默病发生有密切的联系。

研究表明，中年时期高胆固醇血症能增高痴呆或轻度认知损害的发生率，因为高胆固醇除了能通过导致动脉粥样硬化和增高脑血管病的发生率影响痴呆风险之外，还可直接引起大脑老年斑和神经纤维缠结两个阿尔茨海默病的特征性病理改变。

降脂疗法可以降低阿尔茨海默病的发病风险。临床试验证据和流行病学研究提示，他汀类降脂药有抗痴呆作用。服用他汀类药物者比未服用他汀类或服用其他类型降脂药物者的痴呆发生率降低 60% ～ 70%。与未服用降脂药者相比，服用降脂药者简易精神状态检查 (MMSE) 评分的年降低率下降 46%。但是随机临床试验的证据表明，晚年使用他汀类药物的心脑血管疾病患者对阿尔茨海默病或痴呆没有预防作用。

22. 高半胱氨酸血症与老年痴呆发病有关系吗

血中半胱氨酸或同型半胱氨酸 (Hcy) 是人体内细胞代谢后排到血液中的产物，其浓度升高会导致血液黏稠，增加冠状动脉硬化、脑卒中的发病风险。升高的半胱氨酸与血管性疾病、血管性痴呆显著相关，也是阿尔茨海默病一个很强的独立的危险因子，而且与健康老年人的认知功能和阿尔茨海默病认知症状进展速度有显著关系。

随着 Hcy 血浆浓度超过 14 微摩 / 升，阿尔茨海默病的危险度也几乎增加 1 倍。临床确诊为阿尔茨海默病的患者，病程不等 (18 个月至 11 年)，初次测量时，血中 Hcy 浓度越高认知功能下降越迅速。两者之间的关系呈曲线形，且与年龄相关，尤其表现在年龄小于 75 岁的患者中。

Hcy 是甲硫丁氨酸代谢的中间氨基酸，血液中 Hcy 水平因缺乏维生素 B_{12}、叶酸和维生素 B_6 而升高。因此，维生素 B_{12}、维生素 B_6 和 (或) 叶酸缺乏与认知损害也存在相关性。补充叶酸和维生素 B_{12}、维生素 B_6 可降低 Hcy 浓度，对改善老年人升高的 Hcy 水平和阿尔茨海默病患者的认知功能具有重要意义。

23. 腔梗或脑卒中会导致痴呆吗

很多患者因为头痛、头晕等到医院就诊，做脑 CT 或磁共振 (MRI) 检查，结果发现是腔梗或者脑缺血灶。很多患者错误地认为，腔梗就是脑梗了，担心自己会得老年痴呆。实际情况如何呢？

腔梗是腔隙性脑梗死的简称，是在脑动脉硬化的基础上，脑深部白质及脑干穿通动脉病变和闭塞，导致缺血性微梗死，缺血、坏死和液化脑组织由吞噬细胞移走形成腔隙。腔梗病灶较小，直径一般不超过 15 毫米，多发生在脑深部，尤其是基底节区、丘脑和脑桥等部位。脑 CT 或磁共振检查都能发现腔梗病灶，但磁共振检查更准确。因为 CT 扫描技术的原因出现误差的机会较多，如患者存在腔梗，因 CT 分辨率有限可能发现不了，或是将脑血管周围间隙等正常影像误判为腔梗。

如果患者有一侧肢体麻木无力或口齿不清、走路不稳等症状，结合 CT 或磁共振检查发现对应部位的脑腔隙病灶，就可以诊断为腔梗。对于那些没有肢体麻木无力等症状，即使 CT 或磁共振提示存在腔梗，严格来讲也不是临床意义上的腔梗，只是影像上发现有腔隙性病灶。

随着年龄的增长，腔梗发病率明显增加，年龄、高血压、糖尿病、心脏病、高脂血症、动脉粥样硬化、吸烟和饮酒等都是腔梗的危险因素。

腔梗虽然临床上症状表现轻微，但是有腔梗的患者再发脑卒中的概率明显增加。对于多发腔梗和关键部位（海马、丘脑等）的腔梗，因为病灶累及和学习记忆相关的神经纤维，会出现血管性痴呆。由于腔梗发病的隐匿性，特别是没有明显临床症状者，所以常常被忽略，不被患者和医务人员重视。对伴有头痛、头昏、眩晕、记忆力减退、反应迟钝、视物不清、面部发麻等症状的中老年患者，应提高警惕，尽早到医院做头颅 CT 或 MRI，以便早发现、早干预、早获益。

血管性痴呆多发生在脑卒中后。由于卒中病灶的部位影响了认知功能所致，常表现为注意力、语言能力及处理事物的执行功能障碍。血管性痴呆患者的发病年龄常较阿尔茨海默病年轻，主要由卒中病灶发生的部位及大小决定是否出现痴呆症状，如果中青年患者发生的卒中病灶正好损害了认知领域，一样可以出现痴呆症状。决定血管性痴呆患者寿命的因素有很多，如病灶的轻重、危险因素的控制、并发症的出现及发病的年龄等。

24. 人的性格对老年痴呆发病风险有影响吗

所谓易感性格，是指病前人格或病前个性品质对老年痴呆的易感性。研究发现，（高的）发病前神经过敏症、继发的麻烦行为、个性变化与（低的）挫折容忍力和抑郁之间有中等程度的相关性，显示病前人格的确对阿尔茨海默病继发的非认知症状具有易感性。此外，发病前的过分责任心、焦虑、过分自信等对阿尔茨海默病发病也具有预测价值。

　　一项连续 7 年的随访发现，流行病学研究抑郁量表中每一个抑郁症都可使发展为阿尔茨海默病的危险度平均增加 19%，而总体认知测量衰退每年平均增加 24%。这无疑提高了老年人抑郁症与发展为阿尔茨海默病危险的可能性。虽然在阿尔茨海默病前期（轻度认知损害）没有发现抑郁症状增加的证据，但抑郁情绪增加阿尔茨海默病发病危险已被大多数研究所证实。

　　此外，社会心理学研究还提示，工作、继续教育、社会活动和家庭生活等这些与个人性格习惯密切相关的因素，也会影响阿尔茨海默病的发病。比如说经济状况差、兴趣狭窄、有重大不良生活事件、对健康不重视、情绪不好、容易发脾气、总有孤独感、不结婚或不与配偶生活、睡眠差、不参加运动、不照顾家人、不访亲会友、不工作、不参加闲暇活动和缺乏教育等，这些都会增加阿尔茨海默病发病的危险性。单身人士老年后患阿尔茨海默病和其他类型痴呆的危险明显高于已婚者，他们患痴呆的风险是已婚者的 2 倍；患阿尔茨海默病的风险是已婚者的 3 倍；中年（平均 50.4 岁）与配偶同居的人晚年（65 ～ 79 岁）认知损害的可能性显著小于那些单身、分居或丧偶人士；那些中年丧偶或离婚的人发生阿尔茨海默病危险是已婚或同居者的 3 倍；中年和晚年丧偶的人发生阿尔茨海默病的优势比（OR 值）是已婚或同居者的 7.67 倍。这些也显示，与配偶生活可能对晚年认知损害具有保护作用。

25. 老人突然变"静"警惕老年痴呆

　　美国国家卫生研究院的专家曾对平均年龄为 76 岁的 4 354 名老人进行大脑磁共振成像扫描，参试老人还接受了测试其"冷漠症状"的问卷调查。这些"冷漠症状"包括：对任何事情都失去兴趣、缺乏情感、放弃各种活动及爱好、偏好安静、宁愿呆在家中，以及整天感觉没劲等。对比研究结果发现，出现两个或两个以上冷漠症状的老人，其大脑灰质比正常老人少 1.4%，大脑白质少 1.6%。大脑灰质负责学习和记忆存储，而大脑白质则发挥着连接大脑不同部位的"通信电缆"的作用。脑容量降低是大脑衰老加速的信号。这项新研究结果为医生临床诊断认知障碍症提供了全新的识别工具，使"安静""冷漠"成为预判老人出现老年痴呆症状的重要参考。

　　由于绝大多数老年痴呆者起病十分隐匿，往往不易引起家人的注意，所以家人一定要高度注意老人们的性格变化，由动变静是一个重要征象，如原来热情的人现在不爱理人，突然变得冷漠，很可能是老年痴呆的信号，需及早就医。

除了突然变静的性格信号，以下症状都是痴呆的早期表现，如反复经常出现，应该引起注意：近期记忆力下降；说话迟钝或啰嗦，对一些无关的事纠缠不休；猜疑、敏感，经常忘记年月日等；失去以往的积极主动性，变得消极被动不愿与人交往，料理家务无条理，做事颠三倒四；情绪特别易波动，易伤感。

26. 一般健忘与老年痴呆有何区别

过去人们常常认为，"人老了忘性大了""老糊涂了"是正常的，那么老年人的健忘和痴呆有什么区别呢？健忘是老年人脑功能衰弱、记忆力减退，是人体智能活动障碍的一种表现；表现为易忘事，注意力不集中等；而老年痴呆是老年人大脑病理性的智能衰退，它所导致的记忆力下降则严重得多，即使注意力集中，也记不住东西，严重者不认识家人，不认得自家门。两者的主要区别有：

情绪变化　健忘老人有自己的情感反应，而痴呆老人的情感则表现得淡漠，变得"与世无争"，麻木不仁。

遗忘区别　健忘的老年人对做过事情的遗忘是部分性的，经提醒可以记起；而痴呆的遗忘则是完全性的，记不住刚发生过的事情，甚至有时把一些人和事错误地混搅在一块。

生活能力　健忘老人虽然有时会记错时间、事件，有时前面讲了后面就忘了，但他们的生活能力没有什么明显的损害，仍然能够料理自己的生活和普通的社会交往，甚至还能够照顾家人；而痴呆老人则随着病情加重，会逐渐丧失生活自理能力和社会交往的能力，需要别人的照顾，给家人带来沉重的负担。

认知能力　健忘老人虽然记忆力下降了，记不住东西，但对时间、地点、人物关系和周围环境的认知能力一般却正常；而痴呆老人却丧失了识别周围环境和自身的认识能力，比如分不清上午下午，不知道现在是什么季节，不知道自己身在何地，不认识自己的儿子、女儿，有时甚至找不到回家的路。

思维变化　健忘老人对自己的记忆力下降是有意识的，一般表现得相当苦恼，为了不忘记事情，常带个备忘录以便随时记下用来帮助自己记忆；而痴呆老人则对自己的遗忘没有认识，所以就没有烦恼，放任自己的记忆力越来越差，思维、反应越来越迟钝，言语越来越贫乏，对外界的刺激没有相应的反应。语言是否丰富、幽默、多变，是用来区别一般健忘和老年痴呆的重要标志之一。

27. 哪些是老年痴呆的保护因素

老年痴呆特别是阿尔茨海默病的保护因素的研究就是指针对其危险因素进行积极干预和防治，使其向相反方向发展形成保护因素，它是与其危险因素研究相辅相成的。从本质上讲，提高老年人生活质量才是根本所在。因此，在积极有效防治可导致痴呆的各种老年病的同时，主动改进居住方式和饮食、睡眠等生活习惯，积极参加身心锻炼，适当开展娱乐和社会活动，通过持续思维刺激等从根本上保持老年人的脑健康和身心健康。

居住方式　居住方式可以改变老人的性格、生活习惯及精神状态，而忧郁可能是居住方式对阿尔茨海默病产生影响的重要途径。因此，改善居住条件，与配偶或子女同住均可能是预防阿尔茨海默病的重要途径。增加阿尔茨海默病风险的居住方式主要包括居住条件差和独居（丧偶或未婚）。

睡眠模式　随着年龄增长，老年人的睡眠模式也在逐渐改变，包括总睡眠时长与效率的降低，睡眠片段化的增加以及入睡困难，快速动眼睡眠与慢波睡眠时长的降低。尽管其中某些改变可能是衰老的正常表现，但个别变化将会导致潜在病理状态或神经退行性病变过程。睡眠—清醒周期，通过脑区以及神经递质系统间复杂的相互作用予以调节，而这些神经递质大多涉及记忆与认知功能。正是因为如此，睡眠障碍可能导致阿尔茨海默病的发生，同时阿尔茨海默病以及其他类型痴呆患者经常出现睡眠问题。

饮食习惯　大量研究均表明，过多进食高胆固醇食物的饮食习惯有可能导致患阿尔茨海默病的概率增加。进食过多含有饱和脂肪酸的食物，例如黄油、红肉有可能提升脑内淀粉样蛋白的水平。因此，改变饮食习惯也能较好地预防阿尔茨海默病的发生，强调多吃蔬菜、水果、鱼、坚果类、谷类食物，烹饪时希望使用植物油来代替动物油，尤其提倡用橄榄油。这种饮食结构可能富含碳水化合物，具有抗炎症及抗氧化的重要作用，从而进一步对阿尔茨海默病患者的认知起到保护作用。

维生素水平　在早年的临床实践及研究中，维生素 E 是较好的辅助治疗阿尔茨海默病的药物，维生素 E 的缺乏可能是导致阿尔茨海默病的危险因素之一。其他维生素缺乏也可能影响阿尔茨海默病的发生和进展，如维生素 C 及维生素 B_6、维生素 B$_{12}$ 和叶酸。

药物因素 药物对老年人的影响较年轻人可能会更大，主要是因为一些老年人对药物的代谢能力较差。而老年人机体功能降低，罹患各系统疾病的概率均增加，因此不可避免会使用各种药物。有研究表明，如果长期使用苯二氮䓬类药物就可能导致老年人群的认知功能全面减退；麻醉药使用后也会引起老年患者术后认知减退；大剂量及长期服用非甾体类消炎镇痛药，会使老年人群出现可逆性的认知减退，使阿尔茨海默病患者认知进一步下降；而所有抗癫痫药物均可能导致认知下降。

心理健康水平 抑郁与阿尔茨海默病有着密切的相关性，既往有抑郁症的人群较对照组人群更容易发生阿尔茨海默病，同时抑郁可能也是阿尔茨海默病的一个临床表现。脑卒中后的严重抑郁者发生痴呆的概率显著高于脑卒中后无抑郁者，若对脑卒中后的抑郁早期进行干预和治疗，可使部分认知功能恢复。另外的研究还显示，老年人情感淡漠也可能促使阿尔茨海默病的发生。

坚持运动锻炼 阿尔茨海默病患者均存在不同程度生活活动能力及社会活动能力障碍，因此有研究认为中老年人群坚持进行适度的运动，可降低阿尔茨海默病的患病风险。近期的 Meta 分析更进一步综合分析了多个研究，他们认为中老年人群坚持任何程度的身体锻炼，都可以较好地预防痴呆的发生。运动对阿尔茨海默病的预防可以维持老年人群的生活活动能力，同时可以增加其机体功能，减少药物的使用，改善心理状态，并且还可以辅助控制血管危险因素、增加脑血流量。

28. "多读书"降低痴呆发生的危险性

"天下第一等好事还是读书"，今天在防治老年痴呆中也看到了受教育程度与痴呆发病的关系。

教育与痴呆的关系是近年来对痴呆危险因素研究中的明确结论，受教育程度与智能下降呈负相关。受教育程度越高，痴呆的发病率越低。一项对 778 位老人（年龄大于 59 岁）的调查发现，文盲患痴呆的比率是受过教育（仅完成中学教育）人群的 16 倍，体力劳动者比脑力劳动者痴呆的发病率高 2 ~ 3 倍。反之，教育程度与痴呆的风险呈负相关。教育程度越高（大于 15 年与小于 12 年相比），患阿尔茨海默病的风险越低。因此，阿尔茨海默病的筛选测验检出也可能受教育水平的影响。

教育程度越高，阿尔茨海默病发生的危险性越低。这一结论也适用于其他类型痴呆。这个结论的原因是多方面的：

教育程度对认知功能评价结果有影响，受教育使人掌握复杂的技能，并可以提高解决问题的综合能力，在一定意义上可以补偿认知功能的下降。受过高等教育的人比低教育的人的中枢神经系统的容量大（如神经突触较多），因此，对进行性神经细胞丢失有较强的抵抗能力。

教育过程本身可以增加神经活动所需的氧和葡萄糖，降低神经细胞对外毒物的敏感性，从而对大脑起到防护作用，降低痴呆的发病率。

受教育的人长期的创造性行为及相关智力思维模式可以激活脑部的神经细胞，从而阻止神经细胞的丢失。

可以肯定的是，受教育程度高可预防痴呆。教育应该作为维护人群健康、降低痴呆发病率的一种措施而被广泛普及。

29. 阿尔茨海默病患者能活多久

被确诊为阿尔茨海默病的患者能活多久？因为个体差异很大，估算患者的预期寿命十分困难，为 3 ~ 20 年不等，平均存活时间约为 10 年。一项有关临终关怀的指南指出，预期寿命小于 6 个月的痴呆患者，其功能性评估分级工具评估为 7c 期，并伴有 6 种并发症中的 1 种。然而，已有的指南并不能准确地预测患者的生存期。

评估痴呆患者生存期小于 6 个月的临终关怀指南：

(1) 患者必须＞ 7c 期，并且具备 6a ~ 7c 期患者所有的特征：

　　1 期：　无任何主观的或客观的症状；

　　2 期：　有主观的遗忘主诉；

　　3 期：　由他人证实的工作能力下降以及外出困难；

　　4 期：　进行复杂工作的能力下降（比如处理钱财，或者组织多人聚餐）；

　　5 期：　不能根据天气、季节和场合来穿合适的衣服；

　　6a 期：无帮助情况下不能自行穿衣，偶尔或经常；

　　6b 期：无帮助情况下不能自行洗漱，偶尔或经常；

　　6c 期：无帮助情况下不能自行如厕，偶尔或经常；

　　6d 期：尿失禁，偶尔或经常；

　　6e 期：大便失禁，偶尔或经常；

7a 期：自发语言减少，平均每天可使他人听懂的单词数少于 6 个；

7b 期：自发语言减少，平均每天可使他人听懂的单词数少于 1 个；

7c 期：不能独立行走；

7d 期：不能独坐；

7e 期：不能微笑；

7f 期：不能抬头。

(2) 患者在既往 1 年内至少有以下 1 项：吸入性肺炎、肾盂肾炎或泌尿系统感染、败血症、压疮 (多处)、3 ~ 4 期的抗生素治疗后仍出现发热、进食障碍 (进食不足以维持生命)。

值得注意的是，任何疾病的发生发展都是一个因人而异的渐进过程。实际生活中并不是每个患者都会出现上述列举的症状，症状出现的时间也有个体差异。如果怀疑自己或者身边的人患上了阿尔茨海默病，在"互联网 +"的时代切忌仅凭网上的信息自行对号入座，而应去医院找医生，让医生根据现代医学的知识和标准来做出诊断。

30. 老年痴呆带来的沉重负担

"阿尔茨海默病给医疗保健带来沉重的负担"，透过这几个词，不难明白老年痴呆特别是阿尔茨海默病对于家庭和整个社会医疗资源造成的沉重负担，这不仅提示人们提高阿尔茨海默病诊治的必要性，更传达出一个信号，随着老年社会的到来，越来越多的老年病随之增多，人们在正视疾病给患者带来痛苦的同时，必须正视其对社会造成的深远影响。

阿尔茨海默病是以认知功能减退为主要临床表现的，随着病情的发展患者最终因为认知的缺失和行为异常导致社会功能下降。病程一般为 5 ~ 10 年，甚至更长。

限于我国目前社会和医疗现状，多数的阿尔茨海默病患者都是以家庭照顾为主，照顾者多是患者的配偶或子女，因此，阿尔茨海默病患者对于家庭造成的负担主要包括两个方面：一是为了治疗疾病本身所花费的各项费用，特别是随着现代科技的进步，出现了一批对该病有一定疗效的药物以及现代康复技术，势必增加患者家庭的经济负担。二是为了照顾患者的间接费用，包括照顾者因此产生的误工费，就诊时的交通费、餐饮费、住宿费，非家庭人员的陪护费及一些重症患者伴随症状可能用到的一些特殊费用，或者对于走丢的患者，家属在寻找过程中所花费的人力、物力和财力等，而且家庭的经济负担会随着患者病情的加重而增加。因为患者病情的加重，需要家人投入的时间和精力势必增加，特别是就诊所需的费用也会随之增加。

据估算，2015 年全球阿尔茨海默病的医疗和护理成本总计为 8 180 亿美元。这个数值占了全球总收入的 1.09%，大约相当于印度尼西亚、荷兰和土耳其这些国家的国民经济总产值，也超过了一些大型公司的市场价值，如苹果 (7 420 亿美元)、谷歌 (3 680 亿美元)、埃克森石油公司 (3 570 亿美元)，2018 年已飙升至 1 万亿美元，预计到 2030 年会高达 2 万亿美元。

31. 中医对老年痴呆的认识与理解

在祖国传统医学文献中老年痴呆的证因脉治散见于："呆症""健忘"和"癫狂"等病症文献中。

如《左传》曰："不慧，盖世人所谓白痴。"《黄帝内经》中也有关于本病的部分描述，如《灵枢·海论》："髓海不足，脑转耳鸣，胫酸眩晕，目无所视，懈怠安卧。"《千金翼方》曰："人五十以上阳气始衰，损与日至，心力渐退忘前失后，兴居怠惰。"明代张景岳在《景岳全书·杂证谟》中首次对本病的病因病机和证治有了较为详细的论述，"痴呆证，凡平素无痰而或以郁结，或以不遂，或以思虑，或以疑惑，或以惊恐而渐至痴呆，言辞颠倒，举动不经，或多汗，或善愁，其证千奇百怪，无所不至。脉必或弦，或数，或大，或小，变易不常。此其逆气在心，或肝胆之经气有不清而然，但查其形体强壮，饮食不减，别无虚脱等证，则悉宜服蛮煎治之，最稳最妙。然此症有可愈者，有不可愈者，亦在乎胃气元气之强弱待时而复，非可急也。凡此诸证，若以大惊卒恐，一时偶伤心胆而至失神昏乱者，此当以速扶正气为主，宜七福饮或大补元煎主之。"至此，中医学对痴呆一证有了较为系统的认识。

此后，历代医家又有许多论述，如清朝陈士铎《辨证录·呆病门》中写道："起于肝气之郁；其终也，由于胃气之衰。肝郁则木克土，而痰不能化；胃衰则土不能制水，而痰不能消，于是痰积于胸中，盘踞于心外，使神明不清，而成呆病矣。"针对上述病机，提出了"开郁逐痰，健胃通气"为治疗大法。陈士铎继而说："人有老年而健忘者，近事多不记忆，虽人述其前事，犹若茫然，此真健忘之极也，人以为心血之涸，谁知肾水之竭乎。"龚延贤在《寿世保元·健忘》中曰："夫健忘者，……盖主于心脾二经。心之官则思，脾之官亦主思，此由思虑过度，伤心则血耗散，神不守舍；伤脾则胃气衰惫，而疾愈深。"

综上所述，历代医家从不同角度对老年痴呆进行了论述，总因脏腑亏损，髓海空虚，气血不足，痰阻血瘀，导致清阳不升，脑海不充，心神失养，发为本病。

32. 疾病面前，人人平等

100 多年前，阿洛伊斯·阿尔茨海默医生首次报道了阿尔茨海默病。这 100 多年期间，人们为征服阿尔茨海默病做出了不懈的努力。但遗憾的是，迄今为止，我们依旧处在黑暗与光明交汇的暮光之中。

今天，阿尔茨海默病已成为威胁老年人健康的"四大杀手"之一。全世界数以万计的人遭到阿尔茨海默病的侵害，甚至被它夺去了宝贵的生命，其中包括一些为大家熟知的名字：美国前总统罗纳德·里根，英国前首相撒切尔夫人、哈罗德·威尔逊，世界著名作家马尔克斯，诺贝尔物理学奖获得者高锟，演员丽塔·海沃斯、查尔斯·布朗森，法国著名设计师路易斯·费罗等。

美国前总统里根

是里根使全世界的人都关注到了阿尔茨海默病。

罗纳德·里根 1911 年 2 月 6 日生于美国伊利诺伊州坦皮科城。他是美国杰出的右翼政治家，曾担任第 33 任加利福尼亚州州长，第 40 任 (第 49 ~ 50 届) 美国总统 (1981—1989 年)。在踏入政坛前，里根曾担任过运动广播员、救生员、报社专栏作家、电影演员、电视节目演员、励志讲师，并且是美国影视演员协会的领导人。里根还是一名伟大的演讲家，他的演说风格高明而极具说服力，被媒体誉为"伟大的沟通者"。

1994 年 11 月 5 日，里根宣布他被诊断出罹患阿尔茨海默病。他经由手写信件来向全国人民说明他的健康状况，里根在信中最后总结道："我知道我正在走向我人生旅程中的黄昏。我知道对美国而言前方总是有着灿烂的黎明的。谢谢你们，我的朋友们。愿上帝永远祝福你们。"一年接着一年过去，阿尔茨海默病慢慢地摧毁了里根的脑部功能，迫使他过着与世隔绝的生活。2000年8月，美国《新闻和世界周刊》报道了里根病危的消息，但顽强的生命力使里根又活了近4年。2004年6月5日，里根在家中死于肺炎，享年93岁。

从1994年被确诊患上阿尔茨海默病，到2004年6月5日以93岁高龄病逝，在这期间的10年间，美国媒体将一个患了阿尔茨海默病的前总统的生活情况不断公布在媒体上，使得全世界的人都"目睹"了里根病情发展的全过程。美国媒体曾这样报道里根的情况："这位曾连任2届美国总统的重量级人物如今不仅不会说话、步行，不能自己吃饭，甚至认不出自己的妻子。他整日卧床，只偶尔坐一会儿轮椅。"1994年，里根患阿尔茨海默病的情况首次被披露后，里根夫妇二人的生活便发生了很大变化。起初，里根每天还花好几个小时待在自己的办公室里。他经常锻炼，打高尔夫球，在特工处保安人员陪同下沿海滩散步。随着病情不断加重，南希对丈夫更是悉心照料，并对此毫无怨言。但她不再播放里根政治生涯中的重大事件录像了，因为这时的里根已经认不出里面的人。

里根被确诊患上阿尔茨海默病后就向社会公开了自己的病情，以自己的知名度唤醒全世界对这种疾病的关注。1983年，里根在担任总统时就签署法令，将每年的11月定为全国阿尔茨海默病月，1995年成立的里根和南希研究所也是专门研究这种疾病的。美国阿尔茨海默病协会资深副主席凯恩说："里根为战胜阿尔茨海默病做出了两项巨大贡献：一是极大地提高了公众对这种病的认识，二是使人们勇于公开谈论这种疾病。阿尔茨海默病过去是一种许多人羞于启齿的病症，里根的勇气鼓舞了成千上万的患者。"

盖洛普民意测验做了一次谁是最受欢迎的美国总统的调查。罗纳德·里根得到最高的87%支持，接下来依序是约翰·肯尼迪、德怀特·艾森豪威尔、富兰克林·德托诺·罗斯福。里根在接下来每年的许多民调测验中继续被选为最好的美国总统之一。

英国前首相撒切尔夫人

玛格丽特·希尔达·撒切尔，英国右翼政治家，第49任英国首相，1979—1990年在任。她是自19世纪初利物浦伯爵以来连任时间最长的英国首相。她的政治哲学与政策主张被统称为"撒切尔主义"，在任首相期间对英国的经济、社会与文化做出了既深且广的改变。

撒切尔夫人于1990年11月28日正式离任，结束了长达11年6个月的执政。

由于数次轻度脑卒中，2002 年 3 月，撒切尔夫人退出一切社交活动。脑卒中后，撒切尔夫人的记忆力大大受损，她几乎从不读书看报，因为这对于她已经"毫无意义"，她几乎是看了下句忘了上句，有时候甚至是一句话没有读完就忘了开头。不过她患上的健忘症非常奇怪，她能清楚地回忆起半个世纪前的事情。有一次，她的一位朋友来看她，在交谈中对方随口说道："哦！这简直就像战时的定量配给！"撒切尔夫人在听到"定量配给"后眼睛一亮，萎靡的她忽然容光焕发，滔滔不绝地和朋友讲述起了二战时的许多往事，包括她如何将单调乏味的猪肉罐头烹调成美味食品的每一个小细节。

2008 年 9 月 4 日，英国前首相玛格丽特·撒切尔之女卡罗尔·撒切尔出版了《在金鱼碗里游泳》一书，书中详细叙述了当年 83 岁的撒切尔夫人自 8 年前开始失忆，随后患上严重的阿尔茨海默病一事。卡罗尔告诉读者，撒切尔夫人几乎无法拼凑出一句完整的话。"现在，只有当她谈及唐宁街首相府的生活时，才能偶尔看到当年的影子。"卡罗尔写道，"我总以为母亲永远不会老去，她是铁打的、坚不可摧的，她的记忆力曾经如同高效数据库，能随口说出几年前的经济统计数据，不用查阅任何资料。实在难以想象曾经睿智能干的母亲已患上阿尔茨海默病。""可如今，她会在完全不自知的情况下重复问同一个问题。医生说，这是多次脑卒中留下的后遗症。"2013 年 4 月 8 日，撒切尔夫人病逝，终年 87 岁。

《百年孤独》作者马尔克斯

哥伦比亚作家加西亚·马尔克斯凭借《百年孤独》得到 1982 年诺贝尔文学奖。

马尔克斯 85 岁时因患阿尔茨海默病再也无法写作，这位文学巨匠经常不记得什么时候吃的早餐，连最亲近的朋友都不认得，计划中的回忆录《为小说而生》的第二、第三部也无法完成。其弟透露，马尔克斯家族有阿尔茨海默病遗传史，此前马尔克斯因患淋巴癌接受化疗导致大脑神经元受损，加速了他罹患阿尔茨海默病。

马尔克斯得了阿尔茨海默病，开始了遗忘这个过程，开始遗忘这个世界。在他的《百年孤独》中已经提前预言了自己的这一命运，或者说，"失眠症"那一段写的就是他所经历的家族噩梦。《百年孤独》中讲述了这样的情节：一种会传染的失眠症袭击马孔多，村民开始失眠，50 多个小时无法睡着。这种疾病袭来时，任何人也逃脱不了。伴随失眠症而来的是健忘症，最后奥雷连诺上校发明了如何与健忘症进行斗争的方法。对此，书中这样写道：

在几个月中帮助大家跟健忘症进行斗争的办法，是奥雷连诺发明的。他发现这种办法也很偶然。奥雷连诺是个富有经验的患者——因为他是失眠症的第一批患者之一。有一次，他需要一个平常用来捶平金属的小铁砧，可是记不起它叫什么了。父亲提醒他："铁砧。"奥雷连诺就把名字记在小纸片上，贴在铁砧底上。现在，他相信再也不会忘记这个名字了。可他没有想到，这件事儿只是健忘症的第一个表现。

过了几天他已觉得，他费了很大劲才记起试验室内几乎所有东西的名称。于是，他给每样东西都贴上标签，现在只要一看标签上的字，就能确定这是什么东西了。不安的父亲叫苦连天，说他忘了童年时代甚至印象最深的事，奥雷连诺就把自己的办法告诉他，于是霍·阿·布恩迪亚首先在自己家里加以采用，然后在全镇推广。他用小刷子蘸了墨水，给房间里的每件东西都写上名称："桌""钟""门""墙""床""锅"，然后到畜栏和田地里去，也给牲畜、家禽和植物标上名字："牛""山羊""猪""鸡""木薯""香蕉"。人们研究各种健忘的事物时逐渐明白，他们即使根据标签记起了东西的名称，有朝一日也会想不起它的用途。随后，他们就把标签搞得很复杂了。一头乳牛脖子上挂的牌子，清楚地说明马孔多村民是如何跟健忘症作斗争的："这是一头乳牛。每天早晨挤奶，就可得到牛奶，把牛奶煮沸，掺上咖啡，就可得到牛奶咖啡。"就这样，他们生活在经常滑过的现实中，借助字能把现实暂时抓住，可是一旦忘了字的意义，现实也就难免忘诸脑后了……

在《百年孤独》这本小说里，马尔克斯提醒所有人，历史是那么容易遗忘。家族遗传病的梦魇也许在时刻提醒马尔克斯本人，拒绝遗忘，逃避遗忘。马孔多每一代布恩迪亚家族的男人都是无疾而终，而他作为加西亚·马尔克斯家族一员在阿尔茨海默病面前无处逃遁。

高锟：2009 年诺贝尔物理学奖得主

高锟，华裔物理学家。2009 年，与威拉德·博伊尔和乔治·埃尔伍德·史密斯共享诺贝尔物理学奖。

高锟出生于中国上海，祖籍江苏金山（今上海市金山区），拥有英国、美国两国国籍并持有中国香港居民身份证。高锟为光纤通讯、电机工程专家，被媒体誉为"光纤之父""光纤通讯之父"，曾任香港中文大学校长。

2003 年年初，高锟罹患早期阿尔茨海默病并接受治疗，直到 2009 年高锟获得诺贝尔物理学奖时才被广泛报道。据其夫人黄美芸向媒体透露，高锟 20 年前就有老年痴呆的迹象，2002 年病情恶化，注意力最多集中 5 ～ 10 分钟，对日常生活已

远离老年痴呆
预防是最好的治疗

没有主见。在 2010 年 9 月 21 日 "世界阿尔茨海默病日" 当天，高锟夫妇捐资成立 "高锟慈善基金"，并协同志愿机构和大学向公众宣传普及阿尔茨海默病知识。夫人黄美芸接受香港《明报》采访时指高锟 "老人家记性差"，时而忘记锁匙或书本放在哪里，不过病情轻微，认人、认路均没有问题。高锟时常在太太的扶持下在校园内四处走动，香港中文大学的学生们大都有幸看到他们夫妇相互扶持、相濡以沫的幸福场景。

高锟在 2002 年或之前完成英文自传 *A Time and a Tide:Charles K.Kao:A Memoir*，许迪锵翻译的中文译本《潮平岸阔——高锟自述》于 2005 年出版。

2018 年 9 月 23 日，伟大的物理学家高锟去世，享年 84 岁。

"爱之女神" 丽塔·海沃斯

丽塔·海沃斯，1918 年 10 月 17 日出生于美国纽约布鲁克林区，美籍西班牙裔舞者、影视演员。

丽塔·海沃斯在美国曾被称为 "爱之女神"，她曾被 23 家杂志选做封面女郎，她在《生活杂志》上刊登的照片供不应求，是二战期间最受被派到海外作战的美国大兵欢迎的海报女郎。1999 年，丽塔·海沃斯被美国电影学会评为 "百年来最伟大的女演员" 第 19 位。

1935 年，丽塔进入好莱坞影视圈出演一些舞者角色。1939 年，与霍华德·霍克斯合作的《唯有天使生双翼》在好莱坞为人熟知。1941 年，《碧血黄沙》奠定了她性感迷人的银幕形象，同年与弗雷德·阿斯泰尔合作了歌舞片《黄金梦》。1942 年，出演了喜剧片《曼哈坦故事》。1944 年，与吉恩·凯利搭档的《封面女郎》创下卖座佳绩。1946 年，在电影《吉尔达》中狂歌热舞尽显放荡姿态，在美国被称为 "爱之女神"。1948 年，与丈夫奥逊·威尔斯出演《来自上海的女人》。1958 年，与黛博拉·蔻儿合作出演剧情片《鸳鸯谱》。1961 年，担任制片人与雷克斯·哈里森合作出演喜剧片《幸福的窃贼》。1964 年，凭借剧情片《马戏世界》中莉莉一角获得了第 22 届美国金球奖最佳女主角奖提名。

晚年，丽塔·海沃斯深受阿尔茨海默病折磨，1987 年 5 月 14 日在纽约去世，享年 69 岁。

3
CHAPTER

第三篇
诊断：识别痴呆的蛛丝马迹

33. 警惕：形形色色的"遗忘"

老年痴呆患者起病隐匿，精神改变没有特征性，早期不易被家人觉察，不清楚发病的确切日期，偶遇热性疾病、感染、手术、轻度头部外伤或服用药物等，因出现异常精神错乱而引起注意，也有的患者可主诉头晕、难于表述的头痛、多变的躯体症状或自主神经症状等。

近期记忆力减退 近期记忆下降是老年痴呆早期最常见、最突出的症状。表现为近事遗忘，对 1 ~ 2 分钟前讲过的事情可完全不能记忆，易遗忘近期接触过的人名、地点和数字，为填补记忆空白，患者常无意地编造情节或远事近移，出现错构和虚构，如记不起前几天家里来过什么客人；购物时忘记付款或付了款转身就走忘了拿买好的物品；自己讲述的事情或告诉他人的某件事前讲后忘、变得唠叨不停；学习和记忆新知识困难，难以记住新事物，如新住址、新电话号码、刚看过的报纸或电视内容，需数周或数月重复才能记住自己的床位和医生护士的姓名。但近期的记忆力下降不会影响远期记忆，能记起过去的事情。所以他们会常常对你讲述以往的经历来填补现在记忆的不足（变得怀旧），周围人或家人常常误认为老人记忆力很好，对过去的事情都能记住，并没有"老糊涂"。

难以胜任家务 做事"丢三落四"，如以往烧得一手好菜，现在却经常忘了放盐或重复放盐或错将糖当作盐等，使饭菜难以下咽；常常忘了自己的眼镜、钥匙、钱包、首饰等物品放在何处而四处寻找，一旦找不到就猜疑是别人拿了，引发家庭矛盾。

计算能力下降 早期主要表现是复杂的大数目的账不会算或计算速度变慢，以后逐渐出现买小物品也不会算账。

语言障碍 早期主要表现为词汇减少。因忘记简单的词语，而突然中断讲话或以不常用的词语及不相关的词来代替，虽然能喋喋不休地说，但说出来的话颠三倒四、不得要领，让人无法理解。

时间、地点定向障碍 偶尔记不起今天是星期几、几月几日不足为怪，但阿尔茨海默病患者甚至不知道今年是哪一年、现在是几月份，在熟悉的地方（如自己居住的街道）常走错方向，不知道回家的路，甚至迷路。

理解力、判断力下降 对周围发生的事情不能做出相应的判断，但是能正确处理日常生活、工作中的琐事。在学习某项新技术时不得要领，甚至对电视或报纸内容不理解，问其问题时，不知所云。

情绪和性格改变 情绪变化，有的坐立不安、易激动或淡漠、抑郁，有的主观任性，顽固、多疑，尤其是自己存放的贵重物品找不到时就怀疑被别人偷走了。

主动性丧失 表现为社会活动及兴趣减少，不愿意参加原来喜欢的活动，对他人也不热情，整天呆坐在家里或终日昏昏欲睡，无所事事。

以上这些症状是最常见的，但不是每个患者都会出现。这些症状相互穿插，不同的患者表现各异。一旦发现有记忆力减退或"老糊涂"现象，应尽早去医院就诊，不要错过最佳诊治时机。

34. 留心辨别：视空间功能受损

由视觉原因造成物体在空间中的各种特性的认识障碍，称为视觉性空间知觉障碍，简称视空间功能障碍。在阿尔茨海默病患者可早期出现，表现为严重定向力障碍，在熟悉的环境中迷路或不认识家门，不会看街路地图，不能区别左、右或泊车；在房间里找不到自己的床，辨别不清上衣和裤子以及衣服的上下和内外，穿外套时手伸不进袖子，铺台布时不能把台布的角与桌子角对应；不能描述一地与另一地的方向关系，不能独自去以前常去的熟悉场所。这是由于顶—枕叶功能障碍导致躯体与周围环境空间关系障碍，以及一侧视路内的刺激忽略。

失认 失认是指感觉通路正常而患者不能经由某种感觉辨别熟悉的物体，此种障碍并非由于感觉、言语、智能和意识障碍所引起，主要包括视觉失认、听觉失认、触觉失认、体象失认。①视觉失认：患者视力能够看到物体，但不能辨认视觉对象。包括物体失认、颜色失认和面容失认等。如不能认识亲人和熟人的面孔。②听觉失认：患者听力能够闻及，但不能辨别原熟悉的声音。③触觉失认：患者触压觉、温度觉和本体觉正常，但不能通过触摸辨认原熟悉的物品。④体象失认：患者基本感知功能正常，但对自己身体部位的存在、空间位置和各部分之间的关系认识障碍。

失用 是指在意识清楚、无感觉和运动功能障碍或其不足以影响相关活动的情况下，患者丧失完成有目的复杂活动的能力。主要包括肢体运动失用、观念性失用、结构性失用、穿衣失用等。①肢体运动失用：患者不能完成有目的的复杂动作，执行指令、模仿和自发动作均受影响，多见于上肢。如前臂的屈伸、握拳、划火柴或做手势等。②观念性失用：患者能够完成复杂行为中的单一或分解动作，但不能把各分解动作按逻辑顺序有机结合构成完整行为。如点火吸烟时把火柴棒放进嘴里，而将香烟当火柴棒划火柴盒。③结构性失用：患者无个别动作的失用，也能理解空间排列的位置关系，但涉及空间结构关系的复杂行为能力受到损害。如不能模仿火柴棒排列的图案、不能模仿画图和摆搭积木等，而患者能够认识自己的错误。④穿衣失用：患者不能正确穿衣裤，衣裤穿得内外不分，伸手穿衣袖困难。⑤计算力障碍：亦称"失算症"或"计算不能"。数学符号认识和运用障碍，患者不能应用数学符号进行计算，特别是十位数以上的四则运算，严重者甚至对个位数也不能运算，有的人会读错数字，写错数字或写错数字的顺序和位置，常弄错物品的价格、算错账或付错钱，最后连最简单的计算也不能完成。

35. 确诊阿尔茨海默病需要做哪些检查

虽然导致阿尔茨海默病的病因目前还无法确定，但诊断还是有方法的，通过病史问询、CT、头颅磁共振（MRI）、简易智能精神状态量表(MMSE)、蒙特利尔认知评估等相关的检查就能确诊。如果发现家里老人出现记忆障碍、情绪失常等情况，建议尽早到医院寻求神经内科医生的帮助。那么，一般医生如何诊断老年痴呆呢？

病史询问和体格检查 医生会详细询问患者的情况，比如是否有记性变差？如果记性变差的话主要表现是什么？记性变差有多久了？是否有买东西时算错钱？是否有性格变化？同时，医生会询问患者以前的健康状况，过去是否患有其他疾病。此外，医生会仔细检查患者的身体，比如患者行走是否缓慢、肢体是否有抖动，以此来缩小疾病的范围。

神经心理评估 医生会根据患者的具体情况选择合适的量表对患者的记忆力、执行力、注意力、计算力及语言表达、日常生活能力等进行评价，以对患者的认知状况做出客观的评估。

排除其他病因 许多其他的疾病都可以引起痴呆，比如维生素缺乏、甲状腺功能低下、神经梅毒等，而这些疾病引起的痴呆经过治疗是可以好转的。所以，医生会通过一些血液生化指标如肝肾功能、甲状腺功能、贫血四项、同型半胱氨酸等来判断患者是否存在这些疾病。

脑影像学评估 患者头颅磁共振（MRI）检查是首选影像检查方法，能够进行脑结构和功能分析，明确患者脑萎缩程度、海马体积，并能鉴别其他疾病，如脑卒中等。

远离老年痴呆

预防是最好的治疗

此外，还有结构 MRI 成像 (sMRI)、磁共振波谱 (MRS)、弥散张量成像 (DTI)、磁敏感加权成像 (SWI)、灌注加权成像 (PWI) 等，应用于阿尔茨海默病医学研究。

脑脊液检查　这是通过腰穿抽取脑脊液进行化验的一项检查，是诊断老年痴呆的重要依据之一。不少人担心腰穿会对身体健康产生不良影响，其实，腰穿和静脉抽血一样是临床上的一项常规操作，没有明显的不良反应和后遗症。

PET 检查　PET 全称是正电子发射计算机断层显像，它最早用于诊断肿瘤等疾病。淀粉样蛋白沉积假说被认为是阿尔茨海默病的主要发病机制之一，在静脉注射示踪剂后 (示踪剂是安全无毒的)，通过 PET 检查可以显示淀粉样蛋白在患者大脑中的沉积情况，与尸检结果的一致率高，是诊断阿尔茨海默病的重要手段之一。

基因检测　对有明确家族史的痴呆患者、发病较早的痴呆患者 (65 岁之前发病)、具有特殊临床表现的患者，医生根据患者的临床表现对候选基因进行筛查，有助于明确患者的痴呆类型。

36. "关口前移" 超早期识别老年痴呆

越来越多的证据表明，阿尔茨海默病 (AD) 的病理生理变化在痴呆出现前15 ~ 20 年就已存在。在这一漫长过程中，患者可能自觉认知能力下降，但又达不到轻度认知障碍的程度，神经心理测评及一般临床检查显示正常，这个阶段就是主观认知下降即 SCD 阶段。有前瞻性研究已证实，SCD 个体如有持续性记忆力下降主诉，或存在对记忆下降的担忧，则会显著增加未来发生 AD 痴呆的风险。

轻度认知障碍作为 AD 痴呆前的过渡阶段目前已被普遍接受，但有越来越多的证据表明主观认知下降（SCD) 可发生于 AD 的临床前阶段，是介于正常老龄化与轻度认知障碍之间的状态。AD 患者很可能会经历从 SCD →轻度认知障碍→ AD 痴呆的过程。SCD 可能是可识别的 AD 最早期表现，其出现就预示着客观认知功能下降将会出现。

2011 年，美国国立老化研究所 - 阿尔茨海默病协会 (NIA-AA) 发布了 AD 新的诊断框架，揭示出 AD 的临床前状态→轻度认知障碍→痴呆的发展过程，并将临床前阶段分为 3 期 : 1 期，无症状伴 Aβ 沉积。2 期，无症状伴 Aβ 沉积、tau 蛋白过度磷酸化及影像学改变。3 期，在此基础上出现轻微认知改变，但未达到轻度认知障碍水平。

2014 年，主观认知下降的概念框架文章正式发表，提出 SCD 表现为：患者主观认为自己的认知功能出现障碍或减退，对其造成困扰，并通过主诉的形式表达出来，但没有任何客观上的临床证据表明其认知功能的损害或减退。与 2011 年版 AD 诊断框架相对比，可见 SCD 的表现符合 AD 临床前阶段 3 期或者轻度认知障碍前的内涵。

作为 AD 临床前的 SCD 在上述框架中又被称为 SCD plus，诊断标准主要包括：①主观感觉是记忆下降，而不是其他认知域。② SCD 起病在 5 年内。③发病年龄 ≥ 60 岁。④有与 SCD 相关的困扰（对认知减退感到担心）。⑤自我感觉较同年龄段其他人记忆力差。⑥如果有知情者确认其认知下降，且存在 ApoEε4 基因并有 AD 的生物标志物证据则更提示是临床前 AD。因此要诊断 AD 临床前期 SCD，必须要同时具备 SCD plus 标准的第 1 条（记忆下降的主诉）和第 4 条（担心）。

2019 年 2 月，《中国 AD 临床前期 SCD 诊断流程与规范的专家共识》正式推出，由首都医科大学宣武医院神经精神疾病国际合作研究中心和国家老年疾病临床医学研究中心（宣武医院）- 中国 AD 临床前期联盟发布，"共识"规范了通用的 SCD 诊断流程，即中国 AD 临床前期 SCD 多中心联盟研究实施方案，旨在进一步规范和统一各单位对 SCD 的诊断流程及数据采集。

其诊断流程包括：①病史采集：着重询问可引起记忆力下降的相关疾病史、家族史等，初步除外其他导致认知下降的疾病。②完善导致认知下降的各种疾病相关的实验室检查，有条件的应进行脑脊液 T-tau、P-tau、Aβ42 分析、ApoE 基因型等 AD 相关生物标志物的检查。③神经心理量表测量，以排除客观的认知损害。④影像学检查，尤其是 MRI 多模态数据采集和 Aβ 沉积相关 PET-MRI 数据采集，对于 AD 临床前期的 SCD 的识别有重要的价值。⑤建议每隔 15 个月随访一次，完成全套认知量表测验、常规化验检查、多模态磁共振及 PET-MRI 检查。

SCD 概念的提出具有重要意义，它将 AD 的防治关口前移，对 AD 早期识别和早期干预将产生深远影响。

37. 阿尔茨海默病前期阶段有何特征

"阿尔茨海默病前期阶段"是一个新的概念，在此阶段已经发生了阿尔茨海默病的病理生理改变，无或仅有轻微的临床症状，包括轻度认知功能障碍前期 (pre-

MCI) 和轻度认知功能障碍期 (MCI)。pre-MCI 是阿尔茨海默病发生的更早期，此期没有认知障碍的临床表现，但有极轻微的记忆力减退，部分患者有家族遗传史。轻度认知功能障碍期是阿尔茨海默病发生前出现的轻度认知功能损害，但不影响基本的日常生活能力，还达不到痴呆的程度，是非痴呆性认知损害中的主要类型。

目前，通过详细的神经心理测试能够发现轻度认知功能障碍，可以作为阿尔茨海默病的前期临床诊断标准。

轻度认知功能障碍（MCI）由美国著名精神科专家罗恩·皮特森于 1997 年率先命名，表现为选择性的认知功能损害，以记忆、执行功能和注意功能损害为主，但不影响日常生活能力的一种亚临床状态。在影像学上，2011 年的 NIA-AA 诊断标准更是将阿尔茨海默病视为一个包括轻度认知功能障碍在内的连续的疾病过程。

目前，轻度认知功能障碍通常采用的诊断标准有 4 项：①主诉有记忆减退。②有记忆减退的客观检查证据 (记忆下降的程度以低于年龄和教育程度匹配的对照 1.5 个标准差以上为定量标准)。③一般认知功能和日常生活能力保留。④简易智能精神状态检查表 (MMSE) 分数≥ 24。轻度认知功能障碍患者的空间结构和连线成绩比较差，即轻度认知功能损害的患者很难完成与执行功能有关的空间结构测验和连线测验。

研究表明，每年有 10% ~ 15% 的轻度认知功能障碍患者转变为痴呆，6 年可高达 80%，而正常老龄人每年痴呆的转变率仅为 1% ~ 2%。轻度认知功能障碍具有发展为痴呆的高度风险已成共识。

38. 早期记忆损害有哪些主要表现

轻度认知功能障碍以记忆损害为主要表现，主要特点为情节记忆受损。

情节记忆 (情节记忆属于长时记忆的一种，是指对与一定的时间、地点及具体情境相联系的事件的识记、保持和再现)，特别是口头记忆减退显著。口头记忆是指口头相传的意思，就像古代没有文字，人们就用口口相传的方法来记述发生过的事件。还有一种意思，就是像口头禅一样，在说话间那种记忆就自然而生，但是一旦出现轻度认知功能损害，那么患者的口头记忆就会减退。

轻度认知障碍还包括语言功能障碍，其特点是命名不能以及听与理解障碍的流利性失语，口语由于找词困难而渐渐停顿，使语言或书写中断，或表现为口语空洞、缺乏实质词、冗赘而喋喋不休；如果找不到所需的词汇，则采用迂回说法或留下未完成的句子，如同命名障碍，早期复述无困难、早期保持语言理解力。

情节记忆受损表现为词语性、视觉性情节记忆受损。词语性记忆损害是随后发展为痴呆的最早改变。而体现视觉性情节记忆的视觉再认也可有效识别轻度认知功能障碍的记忆损害，预测轻度认知功能障碍进展为痴呆的灵敏度达 85.7%，特异度为 100%。情节记忆的解剖学基础是海马结构与内嗅皮质，而结构影像研究已发现轻度认知功能障碍患者存在明显的海马和内嗅皮质萎缩，显示了形态学表现与神经心理学特征的一致。语义记忆也可受损，表现为词语流利性和命名损害，尤以动词流利性受损明显。

认知功能除明显的记忆力损害外，其他如语言、注意力、视空间功能、执行功能均有不同程度的损害。59% 轻度认知功能障碍患者还存在精神症状，如抑郁、焦虑、淡漠、易怒，尤以抑郁多见，且存在精神症状的轻度认知功能障碍患者其认知损害更为严重。

此外，轻度认知功能障碍患者的日常生活能力可减退，其主要表现为复杂的日常生活能力受损，如现金管理、账单支付等财务处理能力减退。

39. 海马萎缩与记忆损害有关系吗

大脑中海马在记忆功能中有重要作用，海马萎缩被看成是与记忆损害相关的重要指标，也是预测轻度认知功能障碍是否转化为阿尔茨海默病的有效指标，海马萎缩越明显的轻度认知功能损害患者转化为阿尔茨海默病的概率越高，并且这种预测价值不受其他因素，如神经心理测试成绩和 ApoEε4 基因型的影响。

美国专家采用磁共振技术分别追踪轻度认知功能损害和阿尔茨海默病患者 3 年后的海马萎缩速度，正常对照组每年海马萎缩的速度为 2.8%，轻度认知功能损害的稳定组每年海马萎缩的速度为 2.6%，轻度认知功能损害的下降组每年海马萎缩的速度为 3.7%，阿尔茨海默病组每年海马萎缩的速度为 3.5%。各组人群每年海马萎缩的速度呈明显的线性关系，即从正常、轻度认知功能损害到阿尔茨海默病每年的海马萎缩速度是由慢变快。

认知功能损害患者的海马萎缩程度与年龄无关，但与认知损害的程度呈正相关，即认知功能损害越重，海马萎缩的程度也越重。因此，海马体积缩小可以有效预测轻度认知功能损害发展成阿尔茨海默病的可能性。有文献报道采用磁共振（MRI）测查了 80 例轻度认知功能损害患者的双侧海马体积，平均追踪 32.6 个月后，80 人中有 27 人发展成阿尔茨海默病。初诊时海马萎缩的基线水平与轻度认知功能损害发展成阿尔茨海默病的概率有相关关系。轻度认知功能损害患者在 3 年之内发展成阿尔茨海默病的比例是：海马体积处于正常范围者为 9%，轻度萎缩者为 26%，体积小者为 50%。

40. 阿尔茨海默病早期影像学有哪些改变

阿尔茨海默病早期的大脑 CT 改变主要是皮质萎缩、脑沟增宽，海马是阿尔茨海默病累及的主要结构。在所有影像学检查手段中，磁共振（MRI）对脑解剖结构的显示最清晰，分辨率最高，可清楚区分脑灰质和脑白质，显示痴呆患者脑沟增宽加深、脑室扩大的情况，并可在任意方向直接断层进行脑内结构（如海马、杏仁核等）的线性、面积和体积测量，为评价患者脑萎缩状况提供精确指标。

病理研究显示，内侧颞叶，包括海马和内嗅区皮质，在阿尔茨海默病早期即可出现大量神经元纤维缠结和老年斑沉积。内嗅区皮质为最早受累部位，海马萎缩可能是两者间投射纤维受影响的继发改变。

脑功能影像学检查有助于观察阿尔茨海默病患者主要的病理学特征——神经元丢失、神经元纤维缠结沉积、胆碱能耗竭、老年斑等，有助于理解其病理生理学机制。由于大脑局部病变早期常表现为血流及代谢活动改变，后期才有结构变化，故脑功能影像学技术有助于辨认疾病早期病理变化。

磁共振弥散加权成像 (DWI) 是一种对组织中水分子的微观运动较为敏感的技术。水分子的扩散能力与组织超微结构对其限制作用有关，阿尔茨海默病患者脑内淀粉样蛋白沉积、髓鞘脱失和轴突变性可引起细胞膜破坏，使水分子的扩散力增高，出现相应区域的表观弥散系数增高；同时与老年斑有关的胶质增生可以使细胞外间隙增大，从而对水分子扩散的限制力下降，使表观弥散系数增高。阿尔茨海默病患者在影像学证实海马体积减小前，就可检测出表观弥散系数的增高。因此，表观弥散系数在阿尔茨海默病早期诊断方面有一定的价值。

弥散张量成像 (DTI) 是在 DWI 基础上发展起来的新技术，可定向或非对称地研究组织内水的微观运动，跟踪神经纤维的走向，显示脑白质纤维束的走向，并可观察白质纤维束的空间方向性和完整性。由于 DTI 能反映阿尔茨海默病患者脑内水分子扩散的异常改变，间接指明扩散屏障，如细胞膜、轴索的病变，因此可作为阿尔茨海默病的早期影像学诊断方法。

41.PET 可早期发现脑内小的淀粉样沉积和神经缠结

直到 20 世纪 90 年代，脑组织的病理检查一直是阿尔茨海默病唯一明确诊断的方法。2002 年，美国加州大学洛杉矶分校 (UCLA) 的研究团队发现，可以利用正电子发射断层成像 (PET) 技术扫描脑组织来发现脑内小的淀粉样沉积和神经缠结，这是第一次利用影像技术在活体上诊断阿尔茨海默病。利用放射活性示踪剂，PET 检查发现示踪剂消退延迟部位与阿尔茨海默病患者的大脑高浓度淀粉样沉积和 tau 蛋白缠结病理部位保持一致。

之后，研究人员利用这项技术，研究了数百例从 20 多岁到 90 多岁人的大脑。这些人中既有志愿者也有患者，一部分是中重度阿尔茨海默病患者，一部分无任何阿尔茨海默病临床症状，但均主诉有不同程度的大脑老化或者记忆下降的现象。研究证实了病理学家早期在尸体解剖中的发现：在阿尔茨海默病临床症状出现前几十年就会出现淀粉样斑块和神经缠结。

科学家提出新的概念来更好地划分及判断不同年龄段大脑的老化程度和神经元的退化程度，这些分类有助于药物治疗及干预策略的研究，帮助那些患有痴呆症或者有认知功能障碍危险并影响日常生活能力的人。

42. 阿尔茨海默病中度或中期的特征

与阿尔茨海默病早期相比，在轻度至中度阿尔茨海默病阶段，大脑负责记忆、思考和计划的区域形成的斑块和缠结更多。结果导致患者的记忆和思考能力受损，干扰了正常工作和生活，这些患者会感到困惑，在记忆、言语表达和正常思考方面出现困难。很多阿尔茨海默病患者都在这一阶段被确诊患病。

病理检查 在此阶段，β- 淀粉样斑块和神经缠结扩散到以下区域：负责说话和对语言理解的区域，负责身体与周围物体联系的感觉区域。病理检查可发现大脑皮质萎缩，脑回变平，脑沟增宽，脑室扩大，重量减轻。萎缩于颞、顶前额和海马区最明显，以早期起病者表现更加显著。

中度认知功能下降　随着阿尔茨海默病的进展，患者的记忆和其他认知功能出现大的障碍，性格和行为会发生变化，逐渐不认识朋友和身边的亲人。开始需要人陪护。患者有可能忘记家庭住址和电话号码，记不得在哪读的小学和中学，搞不清现在是哪个月份或什么季节，不知道自己现在在哪，需要人帮着挑选合适的衣服出门，但他们通常还是记得自己和家人的名字，吃饭如厕也能自理。

中偏重度或中期阿尔茨海默病患者，表现为记忆力变得更差，性格变化开始明显，日常生活不能自理。患者可能完全忽略周围的人和事，出现睡眠障碍，吞咽困难，频繁大小便，幻听幻视，神经质地重复某个动作，无目的地闲逛并迷路。在此阶段患者仍知道自己是谁，可能叫不出家人名字，但还能分辨熟人和陌生人。

精神障碍　患者出现智能障碍，计算、判断力差，概括能力丧失，注意力涣散，主动性、解决问题能力、人际交往技能、逻辑和推理能力都进行性受损。患者面无表情、情感淡漠或出现抑郁症状，出现妄想症状。此外也可出现幻觉、错觉、冲动行为，大小便失禁，失眠和性功能障碍。

神经系统症状　可出现脑神经麻痹、锥体束征、震颤、步态不稳、共济失调等，约 1/3 患者可见癫痫发作，晚期可见肢体挛缩。

43. 阿尔茨海默病重度或晚期的特征

在阿尔茨海默病晚期阶段，患者大部分的大脑皮质已经严重受损，神经细胞死亡而大脑严重萎缩。此时患者已经丧失与人交流、识别家人和亲密爱人、自我照顾的能力。

患者失去了对环境的感知力，说话和行动都很困难。他们可能念叨一些没有意义的词语或句子碎片，大小便失禁，要人喂食，走路要人扶，甚至坐不稳、不能抬头或微笑、肌肉僵硬、出现不正常的条件反射等。

晚期阿尔茨海默病患者常常合并多种并发症。一篇发表在《新英格兰医学杂志》上的前瞻性观察研究指出，阿尔茨海默病的晚期主要以肺炎、发热、进食困难、极高死亡率为特征。

研究者随访了 300 余例阿尔茨海默病晚期患者，其中近 25% 的患者在 6 个月内死亡，50% 的患者在 18 个月的随访期内死亡。常见问题为感染和进食困难，一旦出现预示着较高的死亡率。经过调整分析发现，那些至少发作过 1 次肺炎的患者 6 个月死亡率为 47%；出现发热者则为 44%；出现进食困难者为 39%。在生命的最后 3 个月里，大约 40% 的患者背负着沉重的医疗负担 (如肠外营养、住院、鼻饲等)。

生活自理能力丧失 阿尔茨海默病晚期患者已经完全丧失生活自理能力了。没有自理能力造成的后果是：不能活动，长期卧床更容易导致真菌感染；饮食量急剧减少，体重急剧下降，机体免疫系统功能大为受损。由于免疫能力的下降，感染就可能是致命的。实际上，2/3 的阿尔茨海默病患者最终死于肺炎。

被感染的概率增加 为了降低阿尔茨海默病晚期患者被感染的概率，一般的措施有：保持清洁，特别是口腔和牙齿的清洁；注意观察，及时处理皮肤伤口；每年注射流感疫苗；确保患者摄入足够的食物和水分。

44. 血管性痴呆的早期诊断

2011 年 2 月，我国在《血管性认知障碍诊治指南》中提出了血管性认知功能障碍（VCI）的概念，即由脑血管病危险因素（如高血压、糖尿病、高脂血症等）、显性脑血管病（如脑梗死、脑出血等）或非显性脑血管病（如脑白质疏松、慢性脑缺血等）引起的自轻度认知功能损害至痴呆的一组临床综合征。它是常见的认知功能障碍类型之一，是由脑血管病及其危险因素引起的涵盖各种程度认知功能障碍的一组临床综合征。

从中可以看出，如果广义地理解，血管性认知功能障碍的概念中包括三层含义：①由各种脑血管病变所引起的轻重程度不等的痴呆。②所有已知的伴有脑血管病的轻度认知功能障碍（MCI）和阿尔茨海默病（AD）。③未达到痴呆标准的脑血管病，但已有认知功能障碍的表现。因此，必须首先厘清血管性认知功能障碍和血管性痴呆的概念及两者的关系，这对理解血管性认知功能障碍的发病过程及诊治至关重要。

血管性非痴呆的认知功能损害是血管性认知功能障碍的早期阶段，最具有早期发现、早期干预的价值。痴呆是严重的、多不可逆转的认知功能损害，用血管性痴呆诊断标准并不能发现有认知功能损害但非痴呆的患者，而这些患者是二级预防和治疗的重点。血管性认知功能障碍的发现可为血管性痴呆的预防提供"时间窗"，对血管性痴呆有重要的早期发现和干预意义。

据统计，近半数脑卒中患者会在脑卒中后出现不同程度的认知功能损害，其中约 1/3 将最终发展为血管性痴呆。而血管性认知功能障碍是一组可预防和延缓、甚至逆转的临床综合征，故若能在其发展至血管性痴呆之前做到早期诊断、早期治疗，就可阻止或延缓血管性痴呆的发生或发展，对血管性痴呆的防治具有重要的临床及社会意义。

早期诊断血管性认知功能障碍需有敏感性好、特异性高、可操作性强且适合国人的认知功能评估工具；需有神经影像学标志物，以能正确反映血管性病变及严重程度，及早发现无症状性脑血管病相关损害，排除或证实其他可能导致认知功能障碍的疾病。

45. 血管性痴呆的神经影像学特征

影像学研究发现，左侧大脑半球、丘脑、前脑和额叶的病变与认知功能损害密切相关。早期研究发现，血管性痴呆患者的梗死体积＞ 50 立方毫米。事实上，小的梗死体积（1 ~ 30 立方毫米）也可能导致出现痴呆，特别是在丘脑部位梗死。但在皮质下部位时，梗死灶的数量较其体积与认知功能障碍的相关性更为密切。

近年来，通过结构影像学识别小血管病和慢性缺血性改变，研究者对血管性痴呆的病理学基础有了更进一步的了解。有专家进行了一项大型、多中心研究，以比较血管性痴呆患者小血管病和大血管病的磁共振（MRI）检查特征。结果发现在 706 例患者中有 522 例有小血管病，而有大血管病的仅占 1/5，提示血管性痴呆的筛查重点应当放在小血管病患者上。

小血管病是引起血管性痴呆的主要原因，而且是老年人认知功能损害及功能丧失的首要原因，其具有如下特点：发病率高，约 50% 的血管性痴呆由小血管病引起；不同患者的临床和影像学表现具有高度同质性；患者的认知功能障碍随小血管病的发展而逐渐加重。脑小血管病在影像学上主要表现为腔隙与腔隙性梗死、微出血、脑白质病变、血管周围间隙扩大、海马萎缩等 5 种类型。

腔隙与腔隙性梗死 一项研究发现，有 1 ~ 2 个腔隙性梗死灶即可使血管性痴呆风险提高 20 倍。另有研究发现，新发腔隙性梗死与整体认知功能的下降相关。不规则腔隙性梗死与认知功能障碍的恶化相关。

脑微出血 荟萃分析发现，有脑微出血患者的认知功能障碍发生率是无脑微出血者的 3.14 倍，且其认知功能障碍的发生与脑微出血的数量和部位密切相关：有 ≥ 5 个脑微出血点者发生认知功能损害的风险明显提高；在基底节、深部脑白质、脑叶和丘脑部位有脑微出血的患者更易发生认知功能损害。

脑白质病变 一项对 9 项脑卒中患者研究的荟萃分析发现，脑白质病变可使脑卒中、痴呆和死亡风险分别提高 3 倍以上、2 倍和 2 倍。脑白质病变的严重程度是血管性痴呆的独立预测因素。

血管周围间隙扩大 血管周围间隙扩大的临床表现缺乏特异性，多数明显的血管周围间隙扩大不会导致明显的神经功能损害。头痛和癫痫是较为常见的有临床症状的血管周围间隙扩大，但后者对认知功能的影响也更多地体现在对整体脑组织负荷量的影响，而不是其出现的部位。

海马萎缩 海马与认知功能密切相关，而阿尔茨海默病的主要病理学表现就与海马萎缩密切相关。海马萎缩已被认为是各种脑小血管病在脑组织中的总体结局表现。

小贴士：

血管性痴呆临床生化标志物特征有哪些

炎性细胞因子 已有研究发现，认知功能损害患者血浆中的某些炎性细胞因子水平升高，如白介素 -6、白介素 -1β 和 TNF-α 水平升高，提示血管性认知功能障碍和阿尔茨海默病患者可能存在系统炎症反应。

β- 淀粉样蛋白和 tau 蛋白 血液和脑脊液中的 β - 淀粉样蛋白（Aβ）和 tau 蛋白是认知功能障碍研究领域中常用的生化标志物，并已在临床中被逐渐用来鉴别各种类型的痴呆。

46. 阿尔茨海默病与健忘症的区别

仅就记忆力减退而言，需要将阿尔茨海默病与健忘症区别开来。

记忆是处理、贮存和回忆信息的能力，与学习和知觉相关。记忆过程包括感觉输入→感觉记忆→短时记忆→长时记忆→贮存信息的回忆等过程。短时记忆涉及特定蛋白质的磷酸化和去磷酸化平衡，而长时记忆除特定蛋白质的磷酸化改变外，还涉及新蛋白质的合成。在大脑皮质不同部位受损伤时，可引起不同类型的记忆障碍。健忘症是与年龄相关的记忆减退。这种记忆减退不是痴呆的早期表现，而是随着年龄的增加记忆功能在一定程度上的减退。

轻度认知功能障碍的记忆减退呈渐进发展趋势，早期以记不起刚刚发生的事、放错物品、忘记约会、晚上想不起早餐吃的什么等为特征，为了记起什么，常常出现虚构的情况；随后出现记不起早前发生的事件、不能辨认熟悉的人，常常在晚期出现完全性的记忆丧失。而健忘症的特点是记得发生了这件事，但部分内容回忆不起来，为部分性的记忆下降，常常在提醒后可以回忆起来。

阿尔茨海默病患者在发生近记忆障碍后常出现错构或虚构，健忘症的老年人无此症状。阿尔茨海默病是脑部疾病的表现，进行神经系统检查及头颅 CT 或头颅磁共振（MRI）检查时多数有阳性发现：CT 主要表现为皮质萎缩、脑沟增宽；磁共振主要表现为脑沟增宽加深、脑室扩大。健忘症各项检查多数在正常范围，可加以鉴别。

47. 阿尔茨海默病与抑郁症的鉴别诊断

阿尔茨海默病临床表现呈多样性特征，区别于其他常见类型痴呆的一个主要特征就是其具有一定的家族遗传性，因此利用分子遗传学的方法可以对早发性阿尔茨海默病和家族性阿尔茨海默病患者进行检测。

由于现代生活压力的增大，抑郁症极为常见，世界卫生组织预计到 2020 年抑郁症可能成为仅次于心脏病的第二大疾病。阿尔茨海默病患者晚期一般出现精神症状，例如抑郁、淡漠、主动性减少、自言自语、悲观、睡眠障碍等，这些临床表现与抑郁症极为相似，因此临床上容易出现误诊。

抑郁症的发生常有诱发因素，如工作、学习、生活压力或者个人心理素质差、或个体认知扭曲等。临床表现有抑郁心境、焦虑、易激动、情绪易波动及精神活动受到抑制、食欲下降、体重减轻、做事情缺乏兴趣、性欲下降、自我贬低、不畏死亡、有自杀倾向、无认知障碍及锥体外系症状等。

抑郁症是可以治疗的，经过抗抑郁治疗、心理辅导后，临床症状可明显改善，而阿尔茨海默病无特异性的治疗方法。

48. 阿尔茨海默病病程分为三个阶段

现在已知，阿尔茨海默病是一种影响脑神经细胞的疾病——一种黏性缠结的蛋白抑制了神经元的功能，阻碍神经信号和递质的传导，使神经元"熄火"。目前没有人知道如何阻止这些黏性蛋白无休无止地渗透到患者大脑组织的各个部位。已了解的是，β-淀粉样斑块和tau蛋白缠结最初是出现在大脑颞叶深部的结构，并逐步发展蔓延至颞叶的表层也就是大脑皮质。病情早期影响短期（近期）记忆，长期（长远）记忆仍旧保存良好，因此早期或者轻度阿尔茨海默病患者可以记得自己高中的密友名字和青少年期及中年期的各种经历，但却忘了当天早饭中饭吃的是什么。不幸的是，随着疾病的发展，患者不但会忘记其亲人和家属的名字，他/她的判断能力和理解能力也逐步丧失，不再能处理自己的财务，外出后也找不到回家的路等。很多患者会出现明显的性格改变，有些时候性格的突然改变是大脑功能衰退的首要表现。

老年痴呆起病缓慢，病程一般在5～10年，甚至更长。根据其表现特征，大致可分为3期。

轻度痴呆期　第一期（遗忘期）：主要表现为记忆力及认知力减退，对近事遗忘突出；空间定向不良；判断能力下降，患者不能对事件进行分析、思考、判断，难以处理复杂的问题；主动性减少，但日常生活能力尚能保持。病程一般为1～3年，但是家属常常无法界定患者起病的时间。

中度痴呆期　第二期（混乱期）：认知能力进一步减退，痴呆加重；患者出现各种神经症状，可见失语、失认和失用及一些神经系统定位症状和体征；情感由淡漠变为急躁不安，经常走动不停，可见尿失禁；部分老年人生活需人照顾。病程一般为2～10年。

重度痴呆期　第三期（极度痴呆期）：患者无自主运动，缄默不语；显示躯体变老，成为植物人状态；患者生活完全不能自理。病程一般为8～12年。

49. 老年痴呆的临床分为5级

根据认知功能障碍的程度和表现症状的不同，老年痴呆临床可分为5级：

Ⅰ级(+-)：属于正常与痴呆间临界状态的生理性精神老化。缺乏鲜明的知觉体验，关心与兴趣范围狭窄，易于瞬间遗忘，无足够的应变能力，学习与工作能力下降，不能适应复杂或创造性劳动。

Ⅱ级 (+)：属于轻度精神衰退，近事遗忘显著，领悟与表达迟钝，计算不周，分析判断能力下降，对家庭与社会生活能力有所减退。

Ⅲ级 (++)：属中度精神衰退，定向不良轻度，远事遗忘显著，人格趋向本能，缺乏独立生活能力，生活需人照料。

Ⅳ (+++)：属重度精神减退，重要经历被遗忘，定向严重障碍，领悟与表达困难，极少接触外界，基本无性格显现，麻木不仁，无欲多卧，日常生活需要人照料。

Ⅴ级 (++++)：属极度精神衰退，基本生活能力丧失，卧床不起，需人照料，不能感知外界，不知自身存在，失去全部人格，被动维持生命。

读者笔记

第四篇

治疗：早诊早治规范用药

◎ 为何要强调早发现、早干预

◎ 治疗老年痴呆精神行为症状的常用药物

◎ 中医对老年痴呆发病机制的认识

◎ 『从瘀辨治』治疗老年痴呆

◎ 针刺疗法治疗老年痴呆病

◎ 推拿疗法治疗老年痴呆病

50. 为何要强调早发现、早干预

老年痴呆的诊治强调早发现、早干预。阿尔茨海默病患者的平均存活时间为10年，有的可活20年。病程的进展与诊断时的年龄和患者的健康状况相关。

临床研究证实，轻度认知功能障碍（MCI）每年向阿尔茨海默病的转化率为10%～15%，是正常老年人的10倍，随访6年，其中大约80%转化为阿尔茨海默病。所以，轻度认知功能障碍和主观认知功能下降阶段都是接受早期干预的较佳时机，尤其是对生活方式的干预。轻度认知障碍的治疗目标是改善症状，更重要的是延迟或预防认知功能的进一步衰退和痴呆的发生。

尽管阿尔茨海默病迄今为止无法治愈，但是尽早就诊结合药物治疗，再通过正确的护理，可以让患者和他们的家庭成员生活质量有所提高。

心肌梗死和脑卒中的救治中提出了"时间就是心肌""时间就是大脑"的口号，同样的道理，在防治老年痴呆中早发现、早诊断、早干预和规范治疗，就为健康的老年生活赢得了先机！

51. 及时治疗阿尔茨海默病相关疾病

要治疗和预防老年痴呆，必须及时治疗这些疾病：

脑梗死　脑梗死会使脑组织破坏，或缺血后发生脑血管变性，造成血管本身结构和功能受损产生供血障碍，或与其他危险因素交互作用可直接导致阿尔茨海默病。且随着年龄的增加，脑梗死后阿尔茨海默病的发病率也会增高。对于脑梗死患者而言，合理安排饮食、把血压控制在合理水平、科学用药等有助于疾病的治疗和康复。

脑出血　脑实质外的出血对周围组织压迫引起局限性或广泛性脑水肿，可导致脑血流量减少；脑实质内出血在血肿吸收后形成囊腔，可造成出血部位的脑组织损害。两种脑出血均可导致阿尔茨海默病。对于脑出血患者来说，合理安排饮食、调节情绪、稳定血压、调整生活习惯等可以改善病症，可预防阿尔茨海默病的发生。

头部外伤　头部受到外伤后，脑中神经胶质细胞会变得过度活跃，长期不断地释放促炎反应细胞素，这是大脑康复机制的一部分，但这会导致认知障碍和癫痫，诱发阿尔茨海默病。因此，对于有头部外伤的人群来说，在受伤后应及时主动寻求有效的治疗，早日康复，同时也应谨防再度受伤。

高脂血症 高血脂患者脂质成分沉积在血管壁，使血管变得狭窄和阻塞，不仅是血管性痴呆的危险因素，而且血管因素可促成阿尔茨海默病的发生与发展。对于患有高脂血症的人群来说，平时应注意控制饮食，少吃或不吃富含胆固醇、饱和脂肪酸的食物，适度运动，在医生指导下应用他汀类降脂药物，降低血脂水平。

高血压 研究发现，阿尔茨海默病和高血压有一定的关系。收缩压升高可能是老年人发生阿尔茨海默病的原因。高血压患者应在医生指导下规范应用降压药，在日常生活中应积极调整饮食，严格限制食盐量、适当补充钾、保持水分供给，并定期测量血压、坚持锻炼、调节情志，从多个方面降低血压，预防阿尔茨海默病的发生。

动脉硬化 研究表明，动脉硬化程度高的老人认知功能下降的风险约为动脉硬化程度低组老人的 3 倍。积极防治动脉硬化，也是预防阿尔茨海默病发生的重要措施之一。对于有动脉硬化的患者来说，在饮食中应控制总热量、胆固醇和脂肪的摄入，同时积极活动，预防血管硬化。

糖尿病 糖尿病患者患阿尔茨海默病的概率比非糖尿病患者高 30% ~ 65%。在各种类型的糖尿病中，以 2 型糖尿病患者罹患阿尔茨海默病的风险最大。防治糖尿病也能预防阿尔茨海默病。对于糖尿病患者而言，在医生指导下应用降糖药或胰岛素，是平稳控制血糖的关键。在日常生活中患者可以通过控制膳食总热量，限制脂肪，减少摄入高血糖生成指数（GI）的食物。同时，积极有效的运动锻炼、推拿按摩等都可以帮助患者降低血糖。

心脏病 有专家认为，凡是能影响到大脑功能的心脏病，都可以作为影响阿尔茨海默病发生和发展的因素。对于有心脏病的人群来说，限制胆固醇的摄入，多吃富含膳食纤维的食物，避免情绪过度激动，注意防寒保暖等，都能改善心脏病，并降低其发病率。

52. 治疗老年痴呆常用的 5 种非药物疗法

药物治疗结合非药物性治疗手段对老年痴呆进行联合治疗，将是今后的发展趋势和方向，有望为老年痴呆的治疗带来新的突破。

老年痴呆的非药物治疗包括了多种治疗方法及不同适应证。在启动药物治疗前一般建议先进行非药物治疗，无论是认知症状还是非认知症状均可能获益。由于每个患者过去的经历、神经损害、对药物治疗的反应、治疗需求及生活环境不同，根据个体化需求提出包括心理、社会、环境治疗在内的整体方案是十分必要的。已有证据表明，认知训练、日光疗法、芳香疗法能改善痴呆患者的行为和精神症状。

认知疗法 认知训练多采用记忆训练、推理训练、日常生活能力训练、信息处理速度训练等方法，周期多为 1 ~ 6 个月，能够改善注意、记忆、推理速度和执行功能等多个认知领域。

环境疗法 痴呆患者所生活的环境会影响其生活质量和行为，并且其出现跌倒和骨折的风险明显高于非痴呆的同龄人群。痴呆患者对环境的反应可能更敏感，不适当的环境可能激发异常的行为症状，从而加重照料者的负担。因此，设置一个舒适安全的家庭环境很有必要。居家环境干预对痴呆患者工具性日常生活能力的改善作用已得到随机对照试验的证明，并且职业治疗人员的环境调整及咨询可以让照料者感到工作更有效，减少了他们的不安情绪。另外，环境干预已经被证实可以减少老年人跌倒的风险。

音乐疗法 音乐治疗在欧美国家已经成为了一个独立和成熟的学科。痴呆患者即使在其他认知功能都已经退化的情况下，通常还保留了对音乐的反应能力。音乐治疗师利用这一特点，使用患者年轻时代所喜爱的老歌，往往能够激发患者对当时生活的很多丰富的回忆。此外，学习新的歌曲也能够刺激和改善患者的短时记忆。痴呆患者通常伴有语言功能减退，他们的语言能力可能因为音乐治疗得到改善。音乐疗法能改善大脑皮质功能，增加大脑供血供氧，能较好地调节自主神经功能。

一项短期 (20 周) 随机对照研究显示，尽管音乐治疗没有改善痴呆患者神经精神问卷 (NPI) 评分，但其中的妄想、激越、焦虑、淡漠、夜间行为异常等单项症状却得到了明显改善。音乐疗法能够用于不同程度的痴呆患者，并且它的治疗作用可能具有长期效应。

光照疗法 人类的休息—活动和睡眠—觉醒节律受下丘脑产生的昼夜节律的影响，痴呆患者的昼夜节律障碍可能由于该结构功能异常所致。利用光刺激来调整视交叉上核的功能可能会改善痴呆患者的相关临床表现。

有研究发现，早晨的光照刺激可能改善痴呆患者的睡眠质量，缩短睡眠潜伏期，增加睡眠时间。一项研究发现光照疗法的反应可能与性别有关，比如接受早晨光照的女性痴呆患者抑郁症状可能会更少，但这一结果更可能是受试者的个体因素而非治疗方案产生的作用。目前认为光照治疗对痴呆患者伴随的抑郁症状很可能没有治

远离老年痴呆
预防是最好的治疗

疗作用。尽管目前有很多关于光照治疗改善患者情绪、行为症状的报道，但研究设计的证据不高，结果之间也缺乏一致性，并没有充分的证据表明其对痴呆的治疗作用，疗效可能因个体情况而不同。光照治疗安全性较好，但也有治疗加重激越症状的报道。

芳香疗法　芳香疗法是指利用芳香植物（如薄荷、薰衣草、玫瑰）提取的精油来治疗疾病，比如情绪障碍和认知障碍。

近年的研究热点还聚焦于重复经颅磁刺激 (rTMS)。rTMS 作为一种新型非创伤性神经刺激技术，具有安全、无创、不良反应少等优点，它通过时变磁场作用脑组织并诱发感应电流，达到兴奋或抑制脑组织特定区域的目的。研究证实，对早期阿尔茨海默病和处于轻度认知功能障碍的患者具有良好的治疗效果。

53. 规范的药物治疗可延缓病情进展

阿尔茨海默病目前仍然是一种无法治愈或根治的疾病，但它如同高血压、糖尿病一样，合理的药物治疗可以有效地延缓疾病的进程，提升患者的认知功能和生活质量，而绝非一无是处。

1999 年，美国食品药品管理局（FDA）已将轻度认知障碍作为痴呆疗法的新靶点，所涉及的药物包括胆碱酯酶抑制剂、维生素 E、烟碱和罗格列酮在内的多项临床试验，其次还有银杏叶制剂、雌激素、抗炎药、益智药等，观察的主要终点是向痴呆的转化率，次要终点为认知功能下降。

目前治疗轻度认知障碍的药物主要是基于阿尔茨海默病的治疗策略，而临床治疗阿尔茨海默病主要应用两类药物，多依托于几种阿尔茨海默病发病机制的假说，如胆碱能学说和 β- 淀粉样蛋白学说等。①胆碱酯酶抑制剂：包括多奈哌齐、利斯的明、加兰他敏、石杉碱甲等。可以通过抑制胆碱酯酶水解，延缓突触间隙乙酰胆碱的降解，提高乙酰胆碱含量，增强胆碱能改善神经元，主要用于改善轻中度阿尔茨海默病的认知损害症状。但因未解决胆碱能神经元变性、死亡的问题，仍属于对症治疗。②谷氨酸受体拮抗剂（NMDA）：如美金刚。神经递质谷氨酸过高会产生兴奋性毒性作用，而谷氨酸受体拮抗剂可以阻断谷氨酸浓度的病理性升高、抑制钙超载等导致的神经元损伤，减少神经元死亡，用于治疗中重度阿尔茨海默病。

阿尔茨海默病患者的行为及情绪问题亦相当普遍，常见的如游走、睡眠障碍、焦虑、抑郁、妄想及幻觉等。处理患者的行为问题，以非药物治疗为首选。但当病症严重到给患者本人及照顾者带来困扰时，医生会考虑个别患者的具体情况而采用药物治疗，如抗抑郁药、抗精神病药、镇静催眠药、情绪稳定剂等。

现有的药物主要针对轻到中度痴呆有效，而晚期痴呆疗效较差。

54. 治疗阿尔茨海默病常用药物有哪些

胆碱酯酶抑制剂

胆碱酯酶抑制剂是一种通过抑制胆碱酯酶的活性，减少乙酰胆碱的降解，从而改善阿尔茨海默病患者症状的药物。如多奈哌齐、利斯的明（卡巴拉汀）、加兰他敏。

多奈哌齐　是第二代胆碱酯酶抑制剂，也是继他克林之后被美国食品药品管理局（FDA）批准用于阿尔茨海默病治疗的第二个药物，可以改善阿尔茨海默病患者的认知功能、日常生活能力、总体印象。多奈哌齐常用剂量为 5 ～ 10 毫克 / 天。对于重度阿尔茨海默病患者可根据其耐受情况适当增加剂量，但增加剂量会增加不良反应的发生风险。

利斯的明　又名卡巴拉汀，是一种常用的胆碱酯酶抑制剂。利斯的明常用剂量为 6 ～ 12 毫克 / 天，高剂量会增加不良反应的发生率。

药物剂型的改变也给痴呆患者带来了获益，作为目前获准用于阿尔茨海默病患者的经皮治疗产品——卡巴拉汀贴剂也已在我国上市，尤其对存在吞咽困难的痴呆患者提供了便利。利斯的明透皮贴剂在减少不良反应方面更具优势，与利斯的明胶囊剂相比临床疗效并没有减弱。

加兰他敏　属于可逆性竞争性胆碱酯酶抑制剂，同时能够增强 N 受体对乙酰胆碱的敏感性，从而改善阿尔茨海默病患者的临床症状。

【 应用胆碱酯酶抑制剂注意事项 】

（1）多奈哌齐、利斯的明和加兰他敏均可以改善轻至中度阿尔茨海默病患者的认知功能、日常生活能力和总体印象，多奈哌齐和利斯的明也可改善重度阿尔茨海默病的症状，但接受胆碱酯酶抑制剂治疗应评估治疗的利益及可能的安全问题。

（2）多奈哌齐、利斯的明和加兰他敏治疗轻中度阿尔茨海默病的疗效无明显差异，但与利斯的明或加兰他敏相比，多奈哌齐耐受性更好。

（3）长期使用胆碱酯酶抑制剂是安全有效的。当一种胆碱酯酶抑制剂无效时，换用其他胆碱酯酶抑制剂仍可能有效，且没有出现不良反应。

谷氨酸受体拮抗剂 (NMDA)

美金刚主要通过抑制 N- 甲基 -D- 天冬氨酸受体调节谷氨酸能的神经传递，是第一个获美国食品药品管理局批准用于中、重度痴呆治疗的谷氨酸受体拮抗剂。美金刚 (20 毫克 / 天) 对中度及重度阿尔茨海默病患者的认知、生活能力、总体印象及精神行为异常和总体指标均有改善作用，也可供不耐受胆碱酯酶抑制剂的阿尔茨海默病患者选择。

【 胆碱酯酶抑制剂 + 美金刚联合治疗 】

正在接受胆碱酯酶抑制剂治疗的中度及重度阿尔茨海默病患者，加用美金刚 (开始剂量 5 毫克 / 天，然后增加到 20 毫克 / 天) 治疗仍可能获益，且耐受性良好。

尼麦角林

尼麦角林 (60 毫克 / 天) 能改善轻中度阿尔茨海默病患者的认知功能，可以减少阿尔茨海默病和混合性痴呆患者的行为症状，但对总体印象和日常生活能力疗效不明显。

此外，一些针对 β- 淀粉样蛋白沉积的化合物和 APP 代谢酶抑制剂 (BACE 抑制剂)，以及我国原创新药海藻提取物——甘露寡糖二酸 (GV-971) 的三期临床试验也正在开展或已完成。

55. 治疗血管性痴呆的常用药物有哪些

随着治疗阿尔茨海默病的胆碱酯酶抑制剂的出现，以及血管性痴呆（VD）患者脑内乙酰胆碱缺乏的发现，促进了胆碱酯酶抑制剂治疗血管性痴呆的临床试验研究，也有以美金刚治疗血管性痴呆的少量临床试验。这些试验结果丰富了血管性痴呆的治疗策略。

抗抑郁药

抑郁是血管性认知功能障碍患者的最常见症状之一，而选择性 5- 羟色胺再摄取抑制剂（SSRI）为目前临床上最常用的抗抑郁药。近年来有研究发现，SSRI 能改善脑血管病患者的认知功能，且此作用独立于其抗抑郁作用。例如，一项随机、双盲临床研究发现，患者在脑卒中后 3 个月内开始连续服用西酞普兰 12 个月，认知功能障碍显著改善。一项小型的回顾性研究也发现，血管性认知障碍患者服用舍曲林后，执行功能障碍得到改善 。

胆碱酯酶抑制剂

已有研究证实，它们对轻中度阿尔茨海默病患者的认知功能、日常生活活动能力和总体功能指标值均有改善作用，并被写入了相关临床指南。不过，根据已有研究，胆碱酯酶抑制剂仅对血管性痴呆患者的认知功能有轻微改善作用，对日常生活活动能力和总体功能等则无改善作用。

多奈哌齐 可改善轻中度血管性痴呆患者的认知功能，但对生活能力和总体印象的疗效不肯定。轻中度阿尔茨海默病患者接受多奈哌齐治疗前，应与患者家属讨论可能的临床获益及安全性问题。

对两项大型临床研究的系统评价结果显示，轻中度血管性痴呆患者口服多奈哌齐治疗 6 个月后的认知功能、日常生活活动能力和总体功能评估均有所改善，且耐受性较好。

加兰他敏 系统评价结果显示，加兰他敏对血管性痴呆患者认知功能和总体功能的改善作用并不确定，且其还有明显的胃肠道反应。

利斯的明（卡巴拉汀） 一项随机、对照临床研究显示，卡巴拉汀能改善年龄偏大（＞ 75 岁）血管性痴呆患者的认知功能，但不能使年龄较小（≤ 75 岁）患者获益，而且也无总体功能和日常生活活动能力改善作用，原因可能与高龄患者多伴有阿尔茨海默病，而阿尔茨海默病对胆碱酯酶抑制剂的反应较好有关。

谷氨酸受体拮抗剂（NMDA）

在英、法两国进行的临床研究显示，美金刚能够轻度改善血管性痴呆尤其是与脑小血管病相关的血管性认知障碍患者的认知功能，同时耐受性较好，但对总体功能和日常生活活动能力没有改善作用。

其他药物

近年来有研究提示，石杉碱甲、银杏叶提取物和叶酸均能使包括血管性痴呆在内的各型痴呆患者的认知功能有所改善，但还需有高质量的随机、对照临床研究予以证实。其他药物如尼莫地平、胞磷胆碱等也有能改善血管性痴呆患者认知功能的证据。

56. 治疗路易体痴呆的常用药物有哪些

路易体痴呆 (DLB) 是神经变性痴呆中第二常见的原因，占痴呆的 5% ～ 10%。

路易体痴呆的药物治疗与帕金森病痴呆的治疗方案很相似，通常采用多药治疗模式，即多个药理学治疗靶点。一般针对帕金森病运动症状和非运动症状，后者包括改善认知功能、抗精神症状等。

尽管研究提示有多种药物可改善路易体痴呆的临床症状或总体印象，但这些药物还没有被药品管理部门批准在临床中使用。

利斯的明治疗路易体痴呆患者的淡漠、幻觉、妄想、焦虑等精神症状有中等疗效，还可以减少路易体痴呆患者视幻觉的发生频率和程度，改善认知功能。

多奈哌齐治疗路易体痴呆患者的认知和精神行为症状也有中等程度疗效。

路易体痴呆患者应慎用神经安定类药物，非典型抗精神病药对精神行为症状有效，但要注意药物不良反应。

胆碱酯酶抑制剂治疗有效的路易体痴呆患者，应维持治疗方案一段较长的时间，避免经常换药或治疗突然中断而出现神经精神症状的反跳现象。

57. 治疗老年痴呆精神行为症状的常用药物

幻觉、妄想、抑郁、焦虑、激越、攻击行为、暴力、徘徊、异常运动等，这些都是老年痴呆患者的精神症状和异常行为症状。痴呆的精神行为症状可出现认知功能障碍和非认知功能障碍"核心症状"。如何干预老年痴呆的异常精神行为症状，越来越受到人们的关注。

1996 年，国际老年精神病学会把痴呆的精神障碍统称为痴呆的精神行为症状(BPSD)。痴呆的精神行为症状在痴呆患者中发生率很高，占 90% ~ 98%，可以见于阿尔茨海默病、血管性痴呆、路易体痴呆 / 帕金森病、额颞叶痴呆等多种类型的痴呆。痴呆的精神行为症状给患者、照料者及家庭带来了沉重的照料负担和心理痛苦，加重了社会经济负担。最近 10 年的研究表明，痴呆的精神行为症状导致患者过早进入医院、过度治疗，并可能加重认知障碍和躯体疾病，甚至导致意外、危及生命，是就诊和住院的主要原因之一。

已经有多种药物被广泛应用于痴呆的临床实践，治疗各种痴呆的精神行为症状，其中包括胆碱酯酶抑制剂、谷氨酸受体拮抗剂（NMDA）、非典型抗精神病药物、典型抗精神病药物、抗抑郁剂、心境稳定剂等。

胆碱酯酶抑制剂 多奈哌齐治疗老年痴呆患者认知障碍的作用已经获得广泛认

可，由于精神行为症状通常是患者就诊更重要的原因，建议应首先使用胆碱酯酶抑制剂改善精神行为症状，经过阶段治疗不能缓解症状者，再考虑应用抗精神病药物等进行治疗。

谷氨酸受体拮抗剂（NMDA） 谷氨酸受体拮抗剂美金刚常用于治疗中重度阿尔茨海默病患者。有研究表明，其对这些患者出现的激越和攻击行为等精神行为症状改善作用最明显，已经存在激越、幻觉、妄想、攻击症状或尚未出现以上症状的中重度患者服用美金刚可以缓解和延缓症状的出现。

抗精神病药 经过以上药物（一种或两种联合）治疗不能缓解症状者，再考虑应用抗精神病药物进行治疗。当需要抗精神病药物治疗时，应选择非典型抗精神病药物，并需要征得患者家属同意，在严密监护下、从小剂量开始使用，短疗程使用。

非典型抗精神病药（利培酮、奥氮平、喹硫平、氯氮平）能够改善痴呆患者的精神行为症状，明显控制激越、攻击等现象，利培酮、奥氮平还能够显著改善幻觉、妄想等精神性症状，疗效肯定。药物均需从小剂量开始，如利培酮 0.5 毫克 / 天或奥氮平 2.5 毫克 / 天，逐渐增加至利培酮 1 ~ 2 毫克 / 天或奥氮平 5 ~ 10 毫克 / 天或症状控制，已经广泛应用于临床实践。与安慰剂比较，尽管非典型抗精神病药能够明显改善痴呆患者的某些精神行为症状（激越、攻击、妄想等），但是对认知、生活能力及生活质量并没有改善作用。

随着非典型抗精神病药的临床使用增多，典型抗精神病药因潜在的不良反应已经较少使用。此外特殊类型的痴呆如路易体痴呆视幻觉很常见，奥氮平 5 毫克 / 天即可明显改善路易体痴呆伴有的妄想和幻觉症状，增加剂量并不增加疗效。当需要抗精神病药物治疗时，应从小剂量开始使用，避免使用典型抗精神病药物，因为可能加重帕金森病样症状和认知损害。

抗精神病药物常见的不良反应包括锥体外系症状、嗜睡、体重增加、低血压、白细胞减少等，还有可能增加老年患者死亡的风险。因此，在临床实践中使用要慎重。在谨慎评估利弊后，可以应用小到中等剂量，但要在严密监护下短疗程使用，并需要征得患者家属同意，有可能的话应与患者本人商量用药。

抗抑郁药 抑郁是痴呆常见的症状，给予抗抑郁药的目的主要是改善抑郁症状。三环类抗抑郁药物由于其较常见的不良反应（诱发谵妄、加重认知损害、体位性低血压、心脏传导阻滞等），已经不被作为一线用药。目前临床普遍使用选择性 5- 羟色胺再摄取抑制剂 (SSRIs) 改善痴呆患者出现的抑郁症状，对阿尔茨海默病患者的抑郁症状效果可能会更好，有关抗抑郁药对其他痴呆类型患者伴有的抑郁症状的作用研究很少。

有研究对抗抑郁药改善痴呆患者其他症状的作用进行了研究，发现帕罗西汀可能改善路易体痴呆患者的视幻觉，并对额颞叶痴呆的行为异常有改善作用，但研究设计的不足限制了结果的可推广性。还有研究者发现，长期应用 SSRIs 可以改善认知功能，可能具有神经保护作用。虽然选择性 5- 羟色胺再摄取抑制剂的不良反应要小于三环类抗抑郁药，老年人应用相对安全，但是因老年人通常合并多种疾病，如心脑血管疾病等，要充分考虑到合并用药可能出现的药物间相互作用和可能的不良反应。

心境稳定剂 由于抗精神病药物带来的不良反应非常普遍，这也通常是患者不能坚持治疗的主要原因，因此专家一直在寻找耐受性更好的能够控制痴呆患者精神行为症状的药物。有些抗癫痫药表现出稳定情绪的作用，被称作心境稳定剂（如卡马西平、丙戊酸盐），可改善痴呆患者的行为异常，还可能具有神经保护作用。

有随机对照试验显示，卡马西平可能改善痴呆患者的激越、攻击行为，但丙戊酸盐无益，且这一结果并没有得到多数试验结果的支持，如临床需要使用此类药，应注意相关的不良反应（神经抑制作用、肝功能损害、白细胞减少等）。

58. 药物治疗痴呆精神行为症状的十个原则

痴呆的精神行为症状是多种原因造成的，其中包括脑器质性病变、认知功能损害、社会心理因素及病前的个性，不同类型的痴呆精神行为症状表现形式不尽相同，在疾病早期人们往往未给予足够的重视，而到疾病的中晚期几乎所有的患者均会出现精神行为症状表现。精神行为症状贯穿于痴呆全过程，应当尽早识别、预防和控制。

虽然临床管理痴呆的精神行为症状是个复杂、棘手的难题，并且国际上对于痴呆的精神行为症状没有一致、固定的治疗方案可以遵循，美国食品药品管理局（FDA）也未批准治疗痴呆精神行为症状的任何药物，但并不缺乏治疗精神行为症状的药物报道。

治疗时应首先找出引起精神行为症状的病因。早期、轻症患者可以首先考虑非药物治疗。对于严重的危及生命或危害他人和社会的精神行为症状患者，应当给予药物和非药物治疗（照料者的教育和训练、光照治疗、音乐治疗、环境调整、芳香疗法、行为治疗，与药物治疗联合应用），也可以根据情况选择多种药物联合治疗，如胆碱酯酶抑制剂联合美金刚，或胆碱酯酶抑制剂联合非典型抗精神病药物。

药物治疗应该遵循十个原则：①首先对痴呆的精神行为症状群和患者的总体印象进行全面评估，应用多种神经心理评估量表（淡漠或激越，分为轻度、中度或重度），区分哪些是需要药物干预的。②对于主要症状（特定的靶症状）进行治疗：如淡漠、抑郁，或幻觉、妄想。③药物起始剂量要小，特别是高龄患者，可以是1/4或1/8正常剂量，逐渐缓慢加量，以最小剂量达到最满意效果，对于路易体痴呆的患者要慎用。④症状控制以后可以逐渐减量或停用（连续服用3～6个月后）。⑤遵循少量、间断用药原则。⑥服药期间密切监测各脏器的功能，注意药物的不良反应，及高龄患者多种药物的相互作用、心脑血管事件的发生、锥体外系等症状的出现。⑦促认知药物可以不停用。⑧治疗的目的是将痴呆的精神行为症状减少或控制到照料者可以耐受的程度，而不是彻底根除。⑨遵循多种综合治疗及个体化的原则。⑩始终权衡药物治疗的风险与收益之间的关系。

59. 可能对治疗痴呆有益的药物有哪些

治疗老年痴呆可能有效的其他药物还有如维生素 B_{12}/叶酸、银杏叶制剂、维生素 E 等，临床应用是否有益都需要综合评估。

维生素 B_{12}/叶酸　补充叶酸（加或不加维生素 B_{12}）可以改善阿尔茨海默病患者对胆碱酯酶抑制剂的响应，高剂量 B 族维生素（叶酸 5 毫克/天、维生素 $_6$ 25 毫克/天、维生素 $_{12}$ 1 毫克/天）治疗轻中度阿尔茨海默病患者不能显著减缓认知功能衰退，但能有效降低同型半胱氨酸水平。

抗氧化剂　目前临床上常用的抗氧化剂包括维生素 E、维生素 C、司来吉兰、银杏叶制剂、褪黑激素、姜黄素、大蒜提取物、胡萝卜素等，被认为对老年痴呆治疗有潜在的益处。

他汀类药物　他汀类药物能降低血中胆固醇的水平。大量临床试验证明了他汀类药物作为心肌梗死和缺血性卒中的二级预防用药在预防血管事件方面起关键作用，在血压升高的高危人群中心肌梗死和脑卒中的一级预防中也起重要作用。降低胆固醇可能通过多种途径调节老年痴呆病理生理，包括抑制 Aβ 的生成和增加 APP

的非 Aβ 淀粉样途径的转化。他汀类药物的非胆固醇降低机制，包括神经保护作用、抗氧化作用和丁酰胆碱酯酶抑制作用等。

脑活素 脑活素又称为脑蛋白水解物，是由猪脑蛋白衍化的肽类制剂，与内源性神经营养因子具有相似的药效学作用，通常采用静脉给药的方法，已有报道将其用于老年痴呆的治疗。

其他促进脑代谢药主要用于治疗脑创伤、脑血管意外引起的功能损伤，其中一些药物也可用于治疗老年痴呆。这些药物包括：①吡咯烷酮类脑代谢激活剂，包括吡拉西坦、茴拉西坦、奥拉西坦等。②增强脑内氧、葡萄糖或热量代谢的药物，如阿米三嗪/萝巴新、吡硫醇、艾地苯醌等。③一些氨基酸、小分子肽、胆碱或磷脂等，可供神经细胞生长的补充，如小牛血去蛋白提取物、胞磷胆碱、神经节苷脂、脑蛋白水解物、赖氨酸、肌氨肽苷等。

60. 脑起搏器植入术治疗阿尔茨海默病

脑起搏器植入术（DBS）治疗帕金森病、阿尔茨海默病等神经退行性疾病在国际上的研究进展很快。起初是加拿大一位医生在为一位肥胖患者做脑起搏器植入术减肥手术时无意中发现，术中进行电刺激时，患者对原来记不起来的事情能记起来了，清晰浮现在眼前。这位医生受此启发，立刻开展了脑起搏器植入术能否改善记忆功能的研究，并在 2012 年的一个国际大会上宣布了初步结果。随后又对 40 名阿尔茨海默病患者进行了 1 期和 2 期临床研究，进行长期疗效观察。

解放军总医院神经外科也开始尝试开展临床研究，经过 2 年严格的伦理审查和评估，于 2015 年 4 月 27 日做了国内第一例阿尔茨海默病脑起搏器植入术，目前共完成 6 例。从近期效果观察看，可以使患者部分改善自理能力，如扫地和家人互动等，效果可喜。

不过，研究中也面临难点。首先，选择合适的病例比较困难，如中度阿尔茨海默病患者更适合入选，但这样的患者难以找到。其次，脑起搏器植入术的作用机制不清。海马与记忆有关，但奇怪的是用电极刺激海马，患者的记忆没有任何改善，当将电极放在下丘脑穹窿部位时则发生作用。

脑起搏器植入术对改善阿尔茨海默病的某些症状有积极作用，但仍处于探索阶段，今后还需要解决发病机制等一系列问题。

61. 中医学对老年痴呆发病机制的认识

中医药治疗老年痴呆显示出良好的效果，引起了国内外医学界的普遍关注。随着对该病病因病机和演变规律认识的逐渐加深，其临床疗效也将随之提高。中医学对老年痴呆发病机制的探讨主要有三个方面：

浊毒产生的机制 《周易》中的混沌理论对中医学的形成与发展起到了重要作用，尤其在中医理论的整体观上表现的更为突出。从整体观看，它强调了一个整体内部包含着对立统一的两个方面。正常时，人体阴平阳秘、气血运行、津液输布、气机升降、脏腑功能等均处于一种动态的平衡之中。这种相互协调、统一的平衡一旦被破坏，则出现脏腑功能失调而引起气血不行、滞而为瘀，津液输布失常则为痰浊，阴阳失调则寒热错杂。由此导致体内的生理或病理产物不能及时排除，蕴积体内造成内环境失稳，进而痰瘀互结，郁蒸腐败，化毒为害。内生浊毒一旦形成后，最大特点就是败坏形体，损伤脏腑经络，同时又可变生诸证、加重病情。因此，这种内生之毒是机体在正虚之时或 / 和外邪作用于机体后，造成的病理代谢产物蓄积体内而成。这些内生之毒可以是有机整体的病理产物，也可以是作用在某一脏腑的致病因素或病理产物，这在心、脑、肾等重要脏器的迁延性疾病的发病机制中显现得尤为突出。

浊毒作用的部位 经络是气血运行的通路，也是传达脑神经之要道。络脉是经络有机组成的一个部分，是由经脉支横别出的分支。每一个络脉系统中包括大络、系络、缠络、孙络、浮络等。络脉的流动具有双向性和满溢灌注的特点，与十四经脉的如环无端、单向流动的循环不同，它的流动既能使经脉中的气血流溢于络脉，又通过络脉散布于脏腑肌腠之中，还可通过散布于脏腑肌腠的气血渗入络脉而灌注于经脉。故络脉是气血津液输布的桥梁和枢纽，能使气血流注于全身而维持着机体内部环境的动态平衡。然而络脉的这种流注是在其功能状态正常和气血满溢的条件下完成的。鉴于络脉的生理特性，其病变可有络脉自病和他病入络两大类。一旦邪客络脉或脏腑虚衰，虚气流滞，则水津输布、气血运行失常，生痰生瘀，痰瘀相互胶固、痰阻血难行，血瘀痰难化，痰瘀交阻化毒为害，败坏形体，终至络脉结滞，使气血无以渗灌。由于络脉有内外，络中之浊毒有久暂，所以临床表现出病情复杂、病势顽缠难愈的特点。浊毒痹阻络脉后可发生多种病变，如疼痛、脑卒中、积聚、痹证、癫狂、血证等，遍及内外妇儿诸多学科。所以，浊毒痹阻络脉揭示了多种病证的病因，它是疾病发展到一定阶段的必然，是多种病证发展的总趋势之一。由上述可以看出，浊毒是疾病发生与发展的原因，络脉则是浊毒致病的病位。提示应加强辨毒识证的研究，抓住络脉这一多种疾病的共同作用环节，采用异病同治的法则，开展疑难病证的研究，进而提高临床疗效。

老年痴呆的发病基础　脑髓之络脉是全身络脉的一部分，它的生理、病理改变与全身络脉变化具有相同之处，但又有其特殊的病理变化。老年痴呆非一朝一夕而成，在漫长的岁月中，肾气渐亏，或损于阴，或损于阳，久则必及他脏，或肝肾同病，或脾肾同病，或肺肾同病。髓海渐虚，脏腑功能渐衰。髓减则脑消，脏衰则虚气流滞，水津输布、气血运行失常；痰瘀交阻，化毒为害，因虚致实，虚实夹杂，脑络受损而结滞，无以渗灌气血，窍络升降不利，元神被乱，神机失统，记忆匮乏，发为痴呆。该病病位在心脑，而肾虚精亏、浊毒痹阻脑络是其主要的病理基础，并且贯穿于该病的始终。

62.中医辨证治疗老年痴呆

运用中医证候理论对疾病进行动态分型，从而指导对疾病的治疗和预后判断，是中医诊疗的特色和优势。

老年痴呆的常见证候主要包括以下两大类：①虚证类，如髓海不足或肾精不足、脾肾两虚、气血亏虚。②实证类，如痰浊蒙窍、瘀阻脑络、心肝火旺或肝阳上亢、毒损脑络或热毒内盛等。

研究表明，证候的表现类型和频率与认知损害程度相关。轻度认知损害阶段以脾肾两虚证 (67%)、痰浊蒙窍证 (40%) 为主要表现，认知损害程度达到痴呆的诊断标准时，证候出现的频率和类型都显著增加，除脾肾两虚证 (75%) 和痰浊蒙窍证 (43%) 外，还增加了瘀阻脑络证 (35%)、气血亏虚证 (26%)。

髓海不足证

【症状】善忘，懒惰思卧，齿枯发焦，腰酸骨软，步行艰难，口齿含糊，词不达意，定向不能，或失算，重者失认，失用。舌瘦色淡，舌苔薄，脉沉细弱。

【治法】滋补肝肾，生精养髓。

【方药】七福饮（《景岳全书》卷五十一）加鹿角胶、龟版胶、阿胶等血肉有情之品。常用药物有人参、熟地黄、当归、白术（炒）、炙甘草、枣仁、远志（制用）、鹿角胶、龟版胶、阿胶等。痴呆属慢性病，疗程较长，故多用本方制蜜丸或膏滋以图缓治，也可用参茸地黄丸。

脾肾两虚证

【症状】善忘，表情呆板，沉默寡言，行动迟缓，失认失算，腰膝酸软，肌肉萎削，食少纳呆，气短懒言，口角流涎，四肢不温，肠鸣泄泻。舌质淡白、胖大，苔白，脉沉细弱，两尺尤甚。

【治法】温补脾肾，养元安神。

【方药】还少丹（《洪氏集验方》卷一）。常用药物有山药、怀牛膝、山茱萸、白茯苓、五味子、肉苁蓉、石菖蒲、巴戟、远志、杜仲、楮实、小茴香、枸杞子、熟干地黄等。若舌苔黄腻，不思饮食，中焦蕴有痰者，宜先予温胆汤，加黄芩、连翘等以清热化痰，再予还少丹补肾健脾。舌红少苔见阴虚有热者，可加麦冬、玄参以养阴清热。

气血亏虚证

【症状】善忘，表情淡漠，少气懒言，面色及口唇苍白，不思饮食，四肢不温，大便溏稀。舌淡苔白边齿痕，脉细弱。

【治法】补益健脾，养血安神。

【方药】归脾汤（《正体类要》卷下方）。常用药物有白术、当归、白茯苓、黄芪（炒）、龙眼肉、远志、酸枣仁（炒）、木香、甘草（炙）、人参、生姜、大枣。若不思饮食，大便不畅明显，可加焦三仙、枳壳等以助脾运、畅气机。

痰浊蒙窍证

【症状】善忘，表情淡漠，头昏身重，体态臃肿，晨起痰多，纳呆呕恶，脘腹胀满。重症则不能自理生活，面色㿠白或苍白不泽，气短乏力。舌体胖大有齿痕，苔腻浊，脉弦滑。

【治法】化痰开窍，通阳扶正。

【方药】洗心汤（《辨证录》卷四）。常用药物有人参、茯神、半夏、陈皮、神曲、甘草、附子、菖蒲、生枣仁等。若肝郁化火，心烦躁动，宜用转呆汤加减。其方在洗心方的基础上加当归、白芍以养血柔肝，加丹参、麦冬、天花粉以清热滋阴，合用柴胡、薄荷以疏肝解郁，用柏子仁合茯神、枣仁加强安神之力。

瘀阻脑络证

【症状】善忘、善怒，神情淡漠，反应迟钝，寡言少语，或妄思离奇，或头痛难愈。舌质暗紫，有瘀点或瘀斑，舌苔薄白，脉细弦、沉迟，或见涩脉。

【治法】活血化瘀，通窍醒神。

【方药】通窍活血汤（《医林改错》卷上）。常用药物有赤芍、川芎、桃仁、大枣、红花、老葱、鲜姜、麝香等。若患者久病气血不足，可适当减少破血之药，加用当归、生地黄等以活血养血，或加用黄芪、党参以益气活血；若久病血瘀化热，常致肝胃火逆，证见头痛、呕恶等，应加钩藤、菊花、夏枯草、竹茹一类清肝和胃之品。

心肝火旺证

【症状】健忘，认知损害，自我中心，心烦易怒，口苦目干，头昏头痛，筋惕肉瞤，或咽干口燥，口臭口疮，尿赤便干或面红微赤，口气臭秽、口中黏涎秽浊，烦躁不安甚则狂躁。舌质暗红，舌苔黄或黄腻，脉弦滑或弦细而数。

【治法】清心平肝，安神定志。

【方药】天麻钩藤饮（《杂病证治新义》）。常用药物有天麻、钩藤、决明子、山栀、黄芩、川牛膝、杜仲、益母草、桑寄生、夜交藤、朱茯神等。此方适用于肝阳上亢者，对于以心火盛为主的病例，可减钩藤、石决明等清肝之品，加用黄连、莲子心、栀子、连翘等清心火。口齿不清者，去玄参加菖蒲、郁金。火热内盛通常伴有腑实之证，加大黄、玄参、玄明粉等以清热通腑。急躁易怒者，加龙胆、莲子芯、丹参、酸枣仁、合欢皮等。伴口眼歪斜者，可合用牵正散。肢体麻木或半身不遂者，加地龙、羌活、桑枝等。

毒损脑络证

【症状】表情呆滞，双目无神，不识事物，面色晦暗，秽浊如蒙污垢，或兼面红微赤，口气臭秽，口中黏涎秽浊，溲赤便干或二便失禁，肢体颤动，舌强寡语或言辞颠倒，狂躁不宁，举动不经。舌绛少苔，或舌暗或舌有瘀斑，苔厚腻、积腐或见秽浊，脉弦数或滑数。

【治法】清热解毒，通络达邪。

【方药】黄连解毒汤（《外台秘要方》卷一）加水牛角粉或羚羊角粉、穿山甲、全蝎、蜈蚣等凉营解毒、化瘀通络药物。常用药物有黄连、黄芩、黄柏、栀子等。痰热之邪内蕴日久，结为浊毒，应用大剂清热解毒之品，同时加用涤痰之品，如天竺黄、石菖蒲、郁金、胆南星等。热结便秘，可加大黄、全瓜蒌等通腑泄热。毒损脑络，加用穿山甲、全蝎、蜈蚣、桃仁、红花、赤芍、川芎等以化瘀通络。热毒入营，神志错乱，可加生地黄、玄参、水牛角粉或羚羊角粉、丹皮，或合用安宫牛黄丸，清营解毒开窍。

63. "从瘀辨治"治疗老年痴呆

国医大师颜德馨教授认为"久病必瘀"，治疗老年痴呆病宜疏通脉道，祛除瘀血，气血畅通，脑得其养。运用从瘀辨治法则，根据不同证型进行相应治疗，能显著改善老年痴呆患者的临床症状，可明显提高痴呆患者的认知功能和日常生活能力。

老年痴呆患者存在脂质代谢异常，高水平的低密度脂蛋白胆固醇（LDL-C）可能是老年痴呆的早期危险因素之一。从瘀辨治可以显著降低患者的血脂水平，改善患者的血液流变学水平。

对已确诊老年痴呆的患者根据不同的主要症状和脉象、舌象，临床主要分为4个证型，包括气滞血瘀型、痰瘀交阻型、气虚血瘀型、髓空血瘀型等。

气滞血瘀型

【症状】表情呆滞，顾前忘后，语言謇涩，或情绪躁扰，恼怒多言，行为古怪，伴有颜面晦暗，肌肤甲错，胸胁胀闷，入夜乱梦纷纭。舌紫、苔薄白，脉弦细或涩。

【治法】行气活血，祛瘀开窍。

【方药】癫狂梦醒汤化裁。赤芍15克，桃仁20克，柴胡10克，香附6克，法半夏6克，苏子12克，木通10克，青皮6克，生甘草3克。若瘀蒙心窍，昼日嗜睡，入夜难眠者，加远志10克、丹参15克。

痰瘀交阻型

【症状】表情迟钝，呆如木鸡，或易烦易怒，喃喃自语，哭笑无常，伴有头重且痛，徘徊不眠，口流黏沫，胸脘痞满，不知饥饱。舌紫红、苔白腻或黄腻，脉弦滑或滑数。

【治法】活血化瘀，豁痰开窍。

【方药】黄连温胆汤合通窍活血汤化裁。黄连3克，枳实10克，法半夏10克，茯苓10克，川芎15克，赤芍10克，红花10克，桃仁10克，生甘草3克。若痰瘀化热，狂躁无知者，加礞石滚痰丸6克，或加生大黄10克、钩藤12克。

气虚血瘀型

【症状】表情痴呆，沉默缄言，顾前忘后，口齿含糊，言不达意，伴有神萎气短，食少纳呆，口涎外溢，四肢不温。舌胖色紫、苔薄白，脉细弱。

【治法】益气升阳，活血开窍。

【方药】益气聪明汤合桃红四物汤加减。黄芪15克，党参10克，白术10克，升麻6克，葛根10克，川芎10克，赤芍10克，红花10克，蔓荆子10克。若气血虚弱，头晕失聪者，加天麻6克、酸枣仁10克。

髓空血瘀型

【症状】表情呆板，双目无神，懒惰思卧，记忆衰退，思维丧失，伴有脑转耳鸣，腰酸膝软，四肢震颤，步履不稳。舌嫩而淡紫、苔薄白，脉沉细而弱。

【治法】补肾填精，活血化瘀。

【方药】自拟醒脑益智汤。人参3克，熟地黄15克，龟版15克，枸杞子10克，益智仁10克，远志10克，丹参15克，红花10克，桃仁10克。若肾虚不纳，二便自遗者，加补骨脂10克、桑螵蛸10克。

64. 调心方、补肾方治疗老年痴呆

上海中医药大学林水淼教授经过20多年的临床与实验研究，提出从心、肾立法治疗老年痴呆的基本原则，并拟定调心方和补肾方取得了较好的疗效。

【调心方】由党参、桂枝、石菖蒲、远志、炙甘草等中药组成。党参擅补元气，安神增智为君；桂枝温通血脉，振奋心阳为臣；菖蒲安神益智、开窍为佐；远志通窍豁痰、增智为使。诸药相配具有益心气、通心阳、化痰开窍之功效。

【补肾方】主要成分有天冬、生地黄、山萸肉等。天冬具有养阴清热、润肺滋肾功效；生地黄具有清热凉血、养阴生津功效；山萸肉具有补益肝肾、收敛固涩、固精缩尿、生津止渴的功效。

经临床观察证实，两方对老年痴呆病患者的智力、精神和行为都有一定的改善作用，尤其对一些长期服用氢麦角碱（喜得镇）和脑复康等无效者也有一定的疗效。比较研究发现，调心方在改善简易智能精神状态量表（MMSE）等方面的疗效优于补肾方。提示在改善神明功能中有关记忆方面的作用，心的功能更为重要，即心与记忆相关性可能更为密切。

65. 常用治疗痴呆的中药制剂

中医药治疗疾病在中国有着上千年的历史，传统中草药很少单独用于治疗老年痴呆，通常是制成复方制剂。随着现代制药技术的进步，已经出现了将中草药提取物用于治疗痴呆的临床实践，并且取得了一些令人鼓舞的结果，比如石杉碱甲、银杏叶提取物和天智颗粒等。

我国学者在中药改善老年智能方面进行过很多的研究，认为益气活血、调心补肾、化痰开窍等是主要治则，在对当归芍药散、清宫长春丹、清开灵、温胆汤、人参皂苷、灵芝、鹿茸水提物、红景天素、酸枣仁总苷、知母水提物、芍药苷、丹参酚酸A、石菖蒲水提物、天麻活性成分之一的对羟基苄醇、厚朴酚、银杏内酯及黄酮、石杉碱甲、芹菜甲素、钩藤碱等的实验或临床研究中，认为具有一定的开发前景。

银杏叶提取物　银杏叶提取物主要活性物质是银杏黄酮苷和萜类内酯。大剂量（160～240毫克/天）的银杏叶提取物对阿尔茨海默病或血管性痴呆患者的认知和非认知症状可能有益，对轻中度阿尔茨海默病患者认知症状的改善效果与多奈哌齐（5毫克/天）等同。根据其扩张脑血管、增加脑血流量、防止血栓形成的作用，较多用于治疗血管性痴呆患者。

人参　人参的主要活性成分是人参皂苷，可增强精神活动和认知表现，可能改善脑内胆碱酯酶的功能，并可降低Aβ蛋白水平、修复损伤的神经网络。

姜黄　姜黄素是从姜黄根茎中提取的一种黄色色素，为二酮类化合物。除姜黄外，咖喱、芥末中也富含姜黄素。药理研究证实它具有抗氧化、抗癌、抗高血脂动脉硬化和抗衰老等多方面的作用，可能对治疗老年痴呆病有效。

近年来，有日本研究者认为，应用当归芍药散、钩藤散及黄连解毒汤等从郁、风、热、毒等角度治疗老年痴呆，对阿尔茨海默病和血管性痴呆均有一定的改善学习记忆力的功效。

66. 针刺疗法治疗老年痴呆

针刺疗法作为我国传统医学特有的治疗形式已经应用了几千年，是中医常用的一种外治法，对神经系统疾病有较好的疗效，世界卫生组织推荐的可采用针灸治疗的疾病中超过1/3属于神经系统疾病。

根据患者的证候表现，以脏腑经络理论为指导选择特定穴位或穴位组合，并结合特定的针刺手法来治疗疾病，也可以配合灸法使用。根据取穴及手法的不同分为体针、头针、眼针和耳针等，也有在上述针刺基础上，结合电针仪低频脉冲增强局部刺激的方法，又称为电针。目前治疗痴呆的针刺方案多来自于经验或古籍记载，主张辨证取穴，同时受到不同学派的影响，不同研究采用的方案有一定的差异。

体针　体针是中医临床中最常用针法。治疗取穴为丰隆、间使、大椎、肾俞、人中、内关等。有学者提出"三焦气化失常导致痴呆"的病机理论，据此创立了"益气调血，扶本培元"针法，取膻中、中脘、气海、外关、足三里、血海等。前五穴通过调节三焦各部的气机，进而调节三焦各部所属脏腑的气机，加之血海的行血养血，共奏益气调血、扶本培元之功，以恢复脑的正常智能状态，在防病抗衰、延年益寿等方面有一定的优势。

头针　头针治疗血管性痴呆的疗效可能优于体针治疗。脑为"元神之府"，人体十二经脉均直接或间接与之相通，针刺头部区域可加强经脉之间的联系、激发经气、疏通经络，调整全身脏腑气血功能。头针一般取四神聪、百会、神庭、双侧风池。

耳针　耳针疗法是以毫针、皮内针、艾灸、激光照射等器具，通过对耳郭穴位的刺激以防治疾病的一种方法，为中医传统特色治疗。《灵枢·口问》篇云："耳者，宗脉之所聚也。"刺激其相应的反应点，通过经脉的循行，可起到"补肾填精，益气健脑增智"的目的。现临床多使用胶布将王不留行籽贴于耳郭、耳垂、耳背等相应穴位及反应点，一般取心、脑、肾、额、皮质下、神门及内分泌穴等穴，并随证加减，可改善血管性痴呆症状。

眼针　眼针疗法是在眼眶周围针刺治疗全身疾病的一种微针疗法，是针灸术的一部分。眼睛是十二经脉的集散地，手少阴心经、足厥阴肝经等均上头，系目系。通过眼针的治疗，刺激眼部周围的穴位，调节其相应的经络脏腑功能，使肝肾舒顺、强心健脾、化痰祛瘀、顺气活血，进而达到治疗或预防的效果。该法可能对于血管性痴呆有益，尚缺少治疗阿尔茨海默病有效性的证据。

电针　电针疗法是指在刺入人体穴位的毫针上，用电针仪通以微量低频脉冲电流的一种治疗方法。其作用是加强对穴位的局部刺激，增强其疏经活络的功效。选择头针穴的顶中线、额中线、额旁 1～3 线、颞前线及颞后线治疗血管性痴呆，结果表明电针可以明显改善患者的记忆障碍、智能状态及生活自理能力，有效率达 68.3%。

穴位注射 穴位注射又称水针疗法，是中西医结合的一种新疗法。它是根据所患疾病，按照穴位的治疗作用和药物的药理作用，选用相应的腧穴和药物，将药液注入腧穴内，以充分发挥腧穴和药物对疾病综合治疗作用的方法。有专家研究应用淫羊藿注射液、麝香注射液等中药注射足三里、肾俞、内关等穴位并结合西药治疗，对老年痴呆总改善率明显高于单纯西药治疗组。

研究证明，针刺疗法通过刺激人体腧穴，可以起到疏通经络、调节神志、益智健脑等作用。在改善脑组织代谢、保护神经元细胞以增强认知功能等方面有一定的疗效。还有一些研究显示，针刺可使阿尔茨海默病患者大脑额叶、颞叶和扣带回等部位得到不同程度的激活，显著改善轻中度痴呆患者的整体功能、认知障碍及日常生活能力。

67. 推拿疗法治疗老年痴呆

推拿或按摩是以经验和中医脏腑理论为原则的治疗方法，对缓解患者的身体酸痛等不适有一定的帮助。

开天门（推印堂至神庭）36 次，分阴阳（从印堂经上额推至太阳穴）36 次，掐人中，点按百会，按揉风池、风府，拿肩井。手法要轻揉适当，切忌大力，以达到醒脑开窍、安神、平肝息风、升阳提气的目的。

按内关、曲池、足三里、阳陵泉、三阴交、涌泉，并施拿法于上下肢。手法要轻快、深透，以达到舒筋活血的目的。

按揉气海、关元、中脘、下脘、天枢，并按顺时针方向摩腹，手法以轻柔适度，摩腹 3～5 分钟，以达到调理脾胃功能的目的。

捏脊 7～9 遍，并着重按揉命门、肾俞、心俞、脾俞、胃俞及大椎，手法以轻快深透为好，以达到调整脏腑功能的目的。

日常生活中，老年人也可以通过按摩的方式来自我保健，帮助醒脑开窍。

百会 位于头顶的百会穴，中医学认为这个穴道为诸阳之会，经常按摩百会可醒脑开窍。

四神聪 百会穴旁边各隔 1 寸之处为"四神聪"，一共有 4 个穴位，经常按摩这四个穴位有助于促进脑部血液循环，从而增强记忆力。

神庭和本神 位于额头发际正中直上 0.5 寸处的神庭穴以及旁开 3 寸为本神穴，

这两处穴位底下为大脑额叶，掌管记忆、心智功能。按摩这两个穴位能够适度刺激头皮，可达到健脑、增加智能活动的功效。

神门　位于手腕横纹尺侧凹陷处的神门穴属心经，可安神定志。

若是找不准穴位。可在早上起床后从前往后梳头 2 ～ 3 分钟，略带力量按压头皮，也是一种非常方便的增强记忆力的保健法。

按摩穴位重点不在于痛，只要穴位有"酸、胀、麻、重、温"感就好，用力过猛反而会伤害自己。

68. 常用抗老年痴呆药物应用注意事项

多奈哌齐

【其他名称】多那喜，安理申，思博海，赛灵斯，阿瑞斯，扶斯克，盖菲。

【药理学】本品属六氧吡啶类氧化物，是第二代特异的可逆性中枢乙酰胆碱酯酶 (AChE) 抑制剂，对外周乙酰胆碱酯酶作用很小。本品通过抑制乙酰胆碱酯酶活性，使突触间隙乙酰胆碱 (ACh) 的分解减慢，从而提高乙酰胆碱的含量，改善阿尔茨海默病患者的认知功能。对丁酰胆碱酯酶无作用。经美国医师的临床研究证明，口服 5 毫克或 30 毫克，30 周后，轻中度阿尔茨海默病患者认知功能有明显提高。

口服后吸收良好，饮食和服药时间对本品吸收无影响。生物利用度为 100%，3 ～ 4 小时达血药峰浓度，半衰期长，约为 70 小时，治疗开始后 3 周内达稳态血药浓度，血浆蛋白结合率为 95%。在肝脏经细胞色素 P_{450} 酶系代谢。代谢产物主要经肾脏排泄，少量以原药形式经尿排出。与第一代乙酰胆碱酯酶抑制剂他克林相比，本品外周不良反应少，患者耐受性较好。

【适应证】用于轻至中度认知功能障碍的老年性痴呆的治疗。

【用法和用量】口服，初始每次 5 毫克，每日 1 次，睡前服。1 个月后根据临床需要可增加剂量到 10 毫克，3 ～ 6 个月为一个疗程。

【不良反应】多数为轻度、一过性反应。常见有腹泻、恶心、呕吐、厌食、疲乏和头晕。其他有腹痛、消化不良、头痛、嗜睡、失眠、出汗、震颤、晕厥、肌肉痉挛。罕见如心绞痛、窦房及房室传导阻滞、心动过缓、血肌酸激酶轻度增高、消化道溃疡、胃肠出血、锥体外系症状、痫性发作。

【禁忌证】对本品过敏者，或有哌啶类衍生物过敏史者禁用。

【注意】①病窦综合征、室上性心脏传导疾病、胃肠道疾病活动期或溃疡病者、哮喘病史或阻塞性肺疾病史者、癫痫病史者慎用。②妊娠及哺乳期妇女慎用。③轻中度肝肾功能不全者无需调整用药。用药后出现无法解释的肝功能损害、精神系统症状，应考虑减量或停药。④过量时可能引起胆碱能危象：瞳孔缩小、恶心、呕吐、流涎、出汗、心动过缓、低血压、呼吸抑制、惊厥、肌束颤动等。可给予阿托品等解毒。

【药物相互作用】①与拟胆碱药、β-肾上腺素受体拮抗药、神经肌肉阻滞剂有协同作用。②与抗胆碱药之间相互降低药效，不应合用。③与 CYP3A4 抑制剂、CYP2D6 抑制剂合用，本品血药浓度会增加，需注意可能出现的不良反应。④与细胞色素 P_{450} 酶系的诱导剂合用，本品血药浓度会降低，可能会降低疗效，故应考虑酌情增加剂量。⑤酒精可能会降低本品的浓度，故两者合用应慎重。

利斯的明

【其他名称】利伐斯替明，卡巴拉汀，依西隆，艾斯能。

【药理学】本品为氨基甲酸类衍生物，是第二代可逆性乙酰胆碱酯酶 (AChE) 抑制剂。与乙酰胆碱 (ACh) 结构相似，可作为底物与乙酰胆碱酯酶结合形成氨基甲酰化复合物。此时，乙酰胆碱酯酶处于被抑制状态，直到酯位上的甲酰基部分被羟基取代才恢复其活性，即产生所谓的可逆性抑制。其结果是在相当长的时间（约 10 小时）内阻止了乙酰胆碱的进一步水解，从而促进胆碱能神经的传导，可缓解因胆碱能功能缺陷所致的认知功能障碍。本品对脑乙酰胆碱酯酶的亲和力是对外周的 10 倍，对中枢乙酰胆碱酯酶的抑制作用明显强于对外周的作用。动物实验表明，本品对皮质和海马的乙酰胆碱酯酶抑制作用较强，而对纹状体、脑桥以及心脏的乙酰胆碱酯酶抑制作用很小。此外本品也是丁酰胆碱酯酶抑制剂。

成人单次口服本品 3 毫克几乎完全（＞96%）迅速吸收，血药浓度达峰时间为 1 小时左右，与食物同时服用可使其血浆达峰时间延长 96 分钟，峰浓度降低，曲线下面积增加近 30%。血浆半衰期为 1 小时左右。与血浆蛋白结合力较弱 (40%)，易通过血脑屏障。在肝脏内主要通过胆碱酯酶水解代谢；多数肝脏细胞色素 P_{450} 的同工酶很少参与其代谢，因此，本品与由这些酶代谢的其他药物间不存在药代动力学的相互作用。代谢产物主要经肾脏排泄（＞90%）。本品目前还有经皮控释贴片，可以贴于背部、胸部或上臂，持续 24 小时释放药物，维持稳定的血药浓度，并且避免由口服给药引起的不良反应。

【适应证】用于轻至中度阿尔茨海默病。可改善患者的记忆和认知功能，改善日常生活能力，减轻精神行为症状。

【用法和用量】起始剂量：1.5 毫克，每天 2 次。递增剂量：推荐起始剂量为 1.5 毫克，每天 2 次；如患者服用至少 4 周以后对此剂量耐受良好，可将剂量增至 3 毫克，每天 2 次；当患者继续服用至少 4 周以后对此剂量耐受良好，可逐渐增加剂量至 4.5 ~ 6 毫克，每天 2 次。倘若治疗中出现不良反应（如恶心、呕吐、腹痛或食欲减退等）或体重下降，应将每天剂量减至患者能够耐受的剂量为止。维持剂量：1.5 ~ 6 毫克 / 次，每天 2 次。获得最佳疗效的患者应维持其最高的且耐受良好的剂量。最高推荐剂量：6 毫克 / 次，每天 2 次。

【不良反应】可出现轻至中度的不良反应，通常不予处理可自行消失。常见的不良反应有恶心、呕吐、腹泻、腹痛、食欲不振、头晕、头痛，还可见体重下降、食欲下降、焦虑、无力、疲劳、失眠、眩晕等。

【禁忌证】已知对本品或氨基甲酸盐衍生物过敏者禁用。

【注意】①病窦综合征、重度心律不齐、胃及十二指肠溃疡活动期、呼吸系统疾病、尿道梗阻、癫痫患者慎用。②妊娠、哺乳期妇女慎用。③如果患者在增加剂量后出现严重不良反应而不能耐受，可以停药数天后再从最小剂量给起，逐渐增加剂量到患者能够耐受的最佳剂量。

【药物相互作用】①与其他类的胆碱酯酶抑制剂、拟胆碱药及除极化型肌松剂合用时，可增强其作用，出现协同效应。②与抗胆碱能药物合用可能干扰其疗效。③尼古丁能够使本品的消除率增加 23%。

加兰他敏

我国从紫花石蒜、红花石蒜等分离得到的生物碱，其药物成分与欧洲山区水仙花鳞茎提取的生物碱相同。

【其他名称】溴氢酸加兰他敏。

【药理学】本品是第二代乙酰胆碱酯酶 (AChE) 抑制剂，可抑制中枢突触间隙的乙酰胆碱酯酶活性，阻止乙酰胆碱 (ACh) 的分解，增加乙酰胆碱的浓度；还可增强乙酰胆碱的刺激作用及去极化作用，调节乙酰胆碱受体的表达；并且能够激动脑内的烟碱乙酰胆碱受体 (nAChR)，通过增强 α_7 烟碱乙酰胆碱受体起到神经保护作用，从而达到改善记忆及认知功能的目的。口服吸收迅速、完全，口服后 45 分钟血浆药物浓度达峰值，半衰期为 5.7 小时，部分经肝脏代谢，部分经肾脏以原形排泄。

【适应证】①适用于治疗轻、中度阿尔茨海默病，有效率为 50% ~ 60%，疗效与他克林相当，但没有肝毒性。用药后 6 ~ 8 周治疗效果开始明显。②用于重症肌无力、脊髓灰质炎后遗症、儿童脑性麻痹、多发性神经炎、脊神经根炎及拮抗氯筒箭毒碱。

【用法和用量】口服：每次 10 ~ 20 毫克，每天 3 次。小儿每天 0.5 ~ 1 毫克 / 千克，分 3 次服。皮下或肌内注射：每次 2.5 ~ 10 毫克，每天 1 次。小儿每次 0.05 ~ 0.1 毫克 / 千克，每天 1 次。每个疗程 8 ~ 10 周。

【不良反应】主要表现为：治疗早期 (2 ~ 3 周) 患者可能有恶心、呕吐及腹泻等胃肠道反应，稍后即消失。治疗剂量偶可致过敏反应。

【禁忌证】癫痫、运动功能亢进、机械性肠梗阻、支气管哮喘、心绞痛和心动过缓者禁用。

【注意】青光眼患者不宜使用。

石杉碱甲

本品系我国学者从石杉属植物千层塔中分离到的一种新生物碱。

【其他名称】哈伯因，竹林安特，忆诺，双益平，瑞立速，富伯信。

【药理学】本品为一种可逆性胆碱酯酶抑制剂，对真性胆碱酯酶具有选择性抑制作用。生物活性高，有较高的脂溶性，分子小，易透过血脑屏障，进入中枢后较多地分布于大脑的额叶、颞叶、海马等与学习和记忆有密切联系的脑区，在低剂量下对乙酰胆碱酯酶 (AChE) 有强大的抑制作用，使分布区内神经突触间隙的乙酰胆碱 (ACh) 含量明显升高，从而增强神经元兴奋传导，强化学习与记忆脑区的兴奋作用，起到提高认知功能、增强记忆保持和促进记忆再现的作用。

动物实验表明，本品口服吸收迅速而完全，生物利用度为 96%，10 ~ 30 分钟可达血药峰浓度，分布亦快，易通过血脑屏障。消除半衰期为 4 小时。主要通过尿液以原形及代谢产物形式排出体外，24 小时排出给药量的 73.6%。

【适应证】用于中、老年良性记忆障碍及各型痴呆、记忆认知功能及情绪行为障碍。尚可用于治疗重症肌无力。

【用法和用量】口服：每次 100 ~ 200 微克，每天 2 次。日剂量不超过 450 微克。肌注：用于治疗良性记忆障碍，一次 0.2 毫克，每天 1 次；用于重症肌无力，一次 0.2 ~ 0.4 毫克，每天 1 次。

【不良反应】偶见恶心、头晕、出汗、腹痛、视力模糊等。个别患者出现瞳孔缩小、呕吐、心率改变、流涎和嗜睡等。

【禁忌证】对本药过敏者、严重心动过缓、低血压、心绞痛、癫痫、哮喘、肠梗阻、肾功能不全、尿路梗阻者禁用。

【注意】①药物用量存在个体差异，一般应从小剂量开始给药。②如果出现不良反应，减少剂量后症状可缓解或消失。严重者需先停药，再用阿托品对抗其症状。

【药物相互作用】本品慎与碱性药物配伍。

美金刚

【其他名称】美金刚胺，二甲金刚胺，易倍申。

【药理学】本品是具有中度亲和力的 N- 甲基 -D- 天冬氨酸受体拮抗剂。当谷氨酸以病理量释放时，本品会减少谷氨酸的神经毒性作用；当谷氨酸释放过少时，本品可以改善记忆过程所需谷氨酸的传递。临床研究表明，本品用于老年痴呆患者具有较好的耐受性，在精神病理学和行为测定中产生有统计学意义的显著改善。本品亦可直接激动多巴胺受体，并促进多巴胺释放，用于震颤麻痹综合征。

口服吸收充分，绝对生物利用度为 100%。口服 3 ~ 8 小时后达血药浓度高峰。血浆蛋白结合率为 45%。在脑、肾、肺中药物浓度高，在肝中药物浓度低。在人体大约 80% 药物以原形存在，小部分在肝脏代谢，且代谢产物均无谷氨酸受体拮抗活性。尚无资料表明细胞色素 P_{450} 酶系参与了本品代谢。多以原形从肾脏排泄，部分经过肾小管分泌和重吸收。终末半衰期为 60 ~ 100 小时，且碱性条件下药物消除速率减慢。

【适应证】用于治疗中至重度的阿尔茨海默病，以及震颤麻痹综合征的治疗。

【用法和用量】口服。成人或 14 岁以上青少年：在治疗的前 3 周按每周递增 5 毫克的方法逐渐达到维持剂量，即治疗第 1 周每天 5 毫克（晨服），第 2 周每天 10 毫克，分 2 次服；第 3 周每天 15 毫克（早上 10 毫克，下午 5 毫克）；第 4 周开始维持剂量每天 20 毫克，分 2 次服。片剂可空腹服用，也可随食物同服。14 岁以下小儿：维持量每天 0.55 ~ 1.0 毫克 / 千克。中度肾功能损害者，应将剂量减至每天 10 毫克；不推荐严重肾衰竭患者使用。

【不良反应】①常见不良反应：疲劳、全身疼痛、高血压、头晕、头痛、便秘、呕吐、背痛、意识模糊、镇静、幻觉、咳嗽、呼吸困难。②其他不良反应：过敏反应、低体温；心绞痛、心律失常、心肌梗死、血栓性静脉炎、房颤、低血压、体位性低血压、肺动脉栓塞、肺水肿；感觉异常、锥体外系症状、偏瘫、胃肠道出血、尿失禁、排尿困难、呼吸困难、哮喘等。

【禁忌证】①对本品或金刚烷胺过敏者、严重肝功能不全、意识障碍者禁用。②妊娠及哺乳期妇女禁用。

【注意】①慎用于肾功能不全、轻中度肝功能不全、癫痫及癫痫病史者、精神分裂症病史者。②对儿童的安全性有效性资料尚不明确，故不推荐使用。③心肌梗死、未能控制的高血压、失代偿的心功能不全、碱性尿液者在使用时需监测本品的血药浓度。

【药物相互作用】①与金刚烷胺、氯胺酮、右美沙芬（均为 NMDA 受体拮抗剂）不可合用，以避免发生药物中毒性神经病。② NMDA 受体拮抗剂与多巴胺受体激动剂、左旋多巴和抗胆碱能药物合用时，前者会增强后者的药效。③与丹曲洛林或巴氯酚等抗肌痉挛药物合用时，会改变这些药物的作用效果，需调整剂量。④与碱化尿液的药物（如碳酸苷酶抑制剂、双氯非那胺、醋甲唑胺、碳酸氢钠）合用，会导致本品的肾清除率下降。⑤酒精可以加重本品的不良反应。

近年来随着对老年痴呆神经生化、药理等方面研究的不断深入，使老年痴呆的药物治疗学开始有了一些进展，希望不断找到一些可供临床选用的药物。

读者笔记

第五篇

护理：老年痴呆患者的科学照护

◎ 优质护理离不开科学理解

◎ 老年痴呆患者的居家安全照护

◎ 老年痴呆患者的心理护理

◎ 智力康复训练怎么做

◎ 记忆康复训练怎么做

◎ 强化记忆锻炼的三种游戏

69. 优质护理离不开科学理解

在我国老年痴呆患者几乎90%以上是家庭护理为主，男性患者87%以上的家庭照料都是配偶来完成的，女性患者50%的家庭照料是由配偶完成的，另一半是由子女完成的。只有很少一部分患者是由各种养老机构或者医疗机构进行照料。临床观察证实，优质专业的护理不仅能提高老年痴呆患者生活质量、延长患者寿命，而且能够极大地缓解家庭和社会的压力。

优质照护首先离不开对患者症状的科学理解。阿尔茨海默病患者最早发生且表现最严重的症状是记忆力下降，尤其是近期记忆。导致阿尔茨海默病患者原本做得很熟练的事情也慢慢做不好了，比如做饭，不少患者常常忘记关煤气，把锅烧干了。这些都与其记忆力减退有关。照护者如果能理解这些，就可以尝试一些提示的方法，比如使用定时器，帮助患者减少发生危险。

语言理解能力减退、反应迟钝也是老年痴呆患者的典型症状。有很多时候人们把老年痴呆患者表现出来的"幼稚""异想天开"的言谈归类于老糊涂、老小孩，有时候不理解甚至责怪他们，有时候又觉得他们是功能衰退。视空间能力受损也导致患者常无法独自外出，否则就会找不到回家的路。还有的患者有易怒、多疑、重复、攻击、捡垃圾、藏东西、幻觉、妄想等异常行为问题的出现，为照护者带来极大的挑战，需要照护者分外的关注，给予患者更多的理解，减少矛盾冲突。

患者的家属和护理人员要尽量多学习和了解老年痴呆的相关知识，多与患者交流经验，尽量保持一种相对积极的心态。可以看一些电视、电影训练患者如何表露情感，比如看喜剧和悲剧，锻炼他们流露喜悦和悲伤的情绪，这也是一种情商的锻炼方式。也可以让患者养成写日记的习惯，慢慢锻炼回忆一天所做的事情。如果觉得写的方式有困难，可以用简单的图画来表示，可以像讲故事一样给别人讲述和交流。适当参加社交活动，在家属协助下外出观光旅游，也可放松心态。

70. 照护痴呆患者是一门艺术

照护阿尔茨海默病患者也是一门艺术，是一种人与人之间交流的艺术，更需要照护者付出极大的耐心和毅力。一名阿尔茨海默病患者的女儿曾分享了自己对于患病母亲的照护经验。母亲患病后，女儿曾试图包办母亲的一切生活事务，尤其是退休养老金。结果这非但没有让母亲开心，还让老人越来越不关心自己的生活，每天不断盘问自己养老金的去向，念叨"没看到养老金""什么钱也没有"，处于紧张不安的状态中。后来，女儿调整了方法。每个月带着母亲去银行存自己的养老金，且在每一次发生收入和支出时，都让母亲自己在存折上做好记录。或者拿一部分现金放在母亲身边的抽屉里或包里，让她时刻能看到自己的钱。这样坚持了两年，母亲感到自己拥有了经济支配权，不再念叨养老金，总能想起自己有个存折或不少现金，心里踏实了不少，配合家人的照顾也更积极了。

事实上，对阿尔茨海默病患者来说，在照护过程中什么都不让他们做也是不对的，因为这会导致他们的认知水平更快速地下降。因此，不妨让他们做一些简单安全的事情，比如叠叠衣物、整理自己的房间等，也可以在照护者的陪同下做些复杂的财务管理，比如存取钱。

真正棘手的是老年痴呆患者的日常生活照护。照护者需要时刻神经紧绷，很可能被家中患者搞得焦头烂额，被迫牺牲本职工作或者自己的休闲娱乐生活，甚至完全推翻原有的生活节奏和效率，正常社会功能、情绪和心理状态都会受到影响。对于这些家属和护理人员要有清醒认识，需要提高警惕，及时疏解遇到的各种心理问题和情绪。

71. 什么是照护痴呆患者的最佳方法

对于老年痴呆患者来说，到底什么才是最好的照护？每个患者都有其特殊的经历、兴趣、爱好、个性以及家庭和社会支持环境，因此，很难说有某一种方法适合于所有的患者，更谈不上哪一种方法是最好的。真正适合于个体特点的方式才是最好的。

为了能帮助每位患者找到适宜的照护方法，国内专家共识建议：在为患者制定照护方案时，应全面评估患者的社会文化背景、受教育水平、认知功能水平、躯体状况、兴趣爱好、情绪状态和家庭经济状况等，并在此基础上制定和执行适宜个体的药物和 / 或非药物干预措施。

与发达国家相比，我国大多数老年痴呆患者都生活在家里，家人或者保姆是其主要照护者。即使一小部分患者会住在养老机构，但是由于老年痴呆专业照护能力有限，患者能够得到的优质服务也是少之又少。

早期老年痴呆患者的反复遗忘与反复的疑问也会给照料者带来很大的压力，所以关注老年痴呆患者的同时，同样的关注度也应放到患者的照料者身上，此时的照料者可能不同于对其他疾病患者的照顾，他们在相当长的时间内需要充当一个决策者的角色，代替患者决定和规划生活，也成为老年痴呆患者不可缺少的生活帮手，所以对他们身心健康的宣教和疾病知识的宣教同等重要。

国内专家共识建议，为照护者提供技术培训和心理辅导支持服务，加强多学科团队建设也是提高照护质量的重要举措。要注意疏导照护者的心境，因为长时间的照护难免会有疲劳、无助和消极情绪产生，而且会为家人的病情恶化担忧痛苦，照护者可以通过饲养宠物或者栽培植物来转移注意力。

72. 老年痴呆患者的日常生活护理

老年痴呆患者的日常生活照护技能包括饮食、穿衣、二便、洗漱及做好房间床铺的整理清洁等。

起居饮食要有规律，不能变化无常 一般应早睡早起，定时进食，定时排便，注意保持大便的通畅。老年痴呆患者往往有睡眠障碍，应改善患者的睡眠，白天尽量进行一些有益于身心健康的活动，如养花、养鱼、画画、散步、打太极拳、编织等，另外，也可读报、听广播、选择性地短时间看一些文娱性电视 (忌看恐怖、惊险及伤感的节目)，使患者充分感受到生活的乐趣，保持轻松、愉快的心情。可在中午小睡片刻，或闭目养神以补充睡眠。睡前不要给老年人饮酒、吸烟、喝浓茶及咖啡，以免影响睡眠质量。对严重失眠者可给予药物辅助入睡，夜间不要让患者单独居住，以免发生意外。

由于老年痴呆患者睡眠障碍，因此应正确引导患者进行合理的睡眠作息。对于作息时间黑白颠倒的，要在白天让患者多参加一些脑力或体力活动，如读书、下棋、散步、打太极拳等，减少白天睡眠时间，以保证晚上睡眠时间，并且在晚上睡觉之前减少对患者的刺激，并停止任何方式的治疗。

对于精神异常患者应经常带其外出散步，避免将患者关在家中隔绝其与社会的联系，加强与患者的沟通，交流时语言要简单易懂，语速宜慢，对于听力或理解力差的患者应该耐心解说直到他们明白为止，尽量减少患者的孤独感，增强其对社会的归属感和家人对护理人员的认同感。

服装要柔软舒适，穿着方便 为老年患者准备的衣服要柔软舒适，最好选纯棉的，同时衣服要宽松，尽量不使用拉链，最好以按扣、松紧带或布带代替拉链，防止拉链伤害到患者。在衣服上标明姓名、年龄、地址及联系电话。

不要随意改变患者的生活环境　尽量保持患者生活环境中的各种事物恒定不变，必须改变时要采用缓慢渐进的方式。老年痴呆患者学习新事物的能力较差，生活环境的改变会使其不知所措，加速自理能力的下降。但现实生活中变化总是难免的，护理者应尽量使这一变化小一点、慢一点，并反复教导和训练患者适应新环境。

鼓励患者做力所能及的事情　照料老年痴呆患者并不等于替他做一切事，那将使其生活能力迅速下降。应鼓励患者去做力所能及的事情，同时给予必要的帮助。老年痴呆患者就是在做最熟悉的事情时，也可能遇到困难而产生挫折感，进而退缩回避，并最终丧失做此事的能力，适当的帮助可避免此种情况的发生。

简单原则　生活是复杂的，不要试图训练老年痴呆患者去完成那些复杂的工作，如做饭、用洗衣机等，那只会加重他们的挫折感，引起不必要的情绪反应。告诉他们在哪里上厕所、在哪里睡觉也许更重要。另一方面，在训练患者做那些简单的事情时，应使程序和步骤减到最少、最简便。

73. 老年痴呆患者的居家安全照护

老年痴呆患者的生活质量高低和生存时间的长短，单单依靠住院治疗不能满足普遍的治疗需求，而与家庭护理有着密切的关系。但由于疾病的影响，在日常生活中患者及家属可能需要面对一系列的现实问题，如老人意外走失、行为错乱、烫伤、跌伤、砸伤等意外伤害，导致死亡等事件层出不穷。

老年痴呆患者感觉迟钝，行动不便，安全护理非常重要，平时要防止，也要预防自伤的发生，保证患者的安全。居家环境中要减少危险性物品，管理好患者使用的器具和物品，评估可能对其造成的危险程度，妥善安放以免发生意外。同时对于厨房安全、家用药品安全、防止意外及危险行为等方面也要采取一定的措施防患于未然。还应注意其他安全措施的布置，如在房门的顶部或底部安装安全门栓，防止老人不安全的游荡行为；安装烟雾报警器，并配备一个便于使用的灭火器；每部电话机上设置应急电话号码，家庭照护者的床边要留有电话和手电筒等。

吃饭　进食时必须有人照看，餐具最好选择不易破碎的不锈钢制品或塑料制品，食鱼肉时要把骨刺提前剔除，不要让老年人使用尖锐的刀叉进食，食物要切成小块以方便入口，液体和固体食物要分开，避免让患者吃黏性食品。有吞咽障碍的患者，更需要耐心照护，必要时需要请专业医师指导。

居住　对于患者的居住环境要求宽敞整洁，温馨舒适，保证光线充足，避免嘈杂的环境（避免音量过大的电话、电视或广播系统），选择轻音乐、柔和的灯光和安定的颜色。家里要避免太多镜子，始终把钥匙、钱包、手机等贵重物品放在家里同一个地方，在家里摆放一些老照片和其他有意义的物件。家具摆放要简单，尽量减少硬质有棱角的家具，不要经常更换家具的摆放位置，避免变动房间，利用鲜明的标志区分卧室、卫生间、厨房，便于识别。室内尽量无障碍，地面要防滑，避免使用地毯、软质踏脚垫等；尽量将刀剪、药品、杀虫剂等危险物品放在安全的地方；煤气、电源等开关要有安全装置不能随意打开。尽可能减少或避免家庭不安全事故的发生。

移除家里多余的家具和杂乱的东西，移开危险物品，楼梯和浴室中安装坚固的扶手，确保鞋子和拖鞋舒适并防滑，时刻警惕防止患者跌倒。

在家里使用日历和数字时钟显示每天的时间。

行为　不要让患者单独外出，以免迷路、走失，衣袋中最好放一张写有患者姓名、地址、家属联系电话的卡片或布条，有条件者可以给老人配备 GPS 跟踪仪或者是相关距离感应报警器之类的装置，防止万一走失便于寻找。如果周围的居住环境复杂，可以考虑更换地点以方便寻找，或者从高楼层换到低楼层等。

对有失用、空间定向力障碍和有锥体外系症状的患者应有家人陪护，防止烫伤、摔伤、割伤、误吞或自杀等事件的发生。对居住在高层楼房的痴呆老年人更应防止其不慎坠楼。洗澡时注意不要烫伤。最好时时处处不离人，随时有人陪护。

用药　药物治疗可以在一定程度上改善患者的智力、情感和操作能力，提高患者的生活质量，控制病情发展。因此，要保证患者按时按量服药，避免患者乱吃、不吃、漏吃、错吃药等现象的发生。

危险品管理

妥善收藏好家里的危险工具

刀具、剪子、锥子、锯子、锤子、电动工具、火源

电器、煤气

在不使用的时候，要及时切断电源或开关

有毒物品

收藏好或锁好清洁用品、药物、有毒有害物品

防止走失

患者身上长期携带亲属联系卡，便于及时联系

让邻居、门卫或社区服务机构了解患者的情况，加强互相沟通

不要把老人一个人锁在家里，门锁加载防儿童开锁装置，门上安装插销

自行车、汽车钥匙收好，防止老人自行开车（骑车）外出

防止跌倒

确保室内照明充足，卧室、浴室、通道应有夜灯

移走可能将人绊倒的障碍物，如小地毯、花盆摆件等

妥善整理收纳各种家用电器电线或接线板

卫生间、浴室内安装扶手，放置洗澡椅、防滑垫

防止烫伤

热水瓶妥善摆放，在有人看护下沏茶、倒开水

洗澡时为老人调节好水温

粥、汤、油炸食品放置温度适合后再给老人食用

使用热水袋应用毛巾或布袋包裹好，定时检查，以免烫伤

厨房安全管理

易碎、有害等容易给老人造成伤害的危险品锁起来

厨房操作台上的调味品收起来，以免老人误食

老人常用的杯子、餐具换成塑料的或不锈钢的，放在醒目的固定位置

煤气或天然气不用时，及时关闭开关

用药安全管理

所有药物放置在固定的地方，方便寻找

丢弃所有失效或已经过期的药物

经常咨询医生，正确合理用药，每天照看老人按时服药

已经不能自行服药的，要将药物放在老人接触不到的地方

74. 如何防止老年人外出迷路走失

如果老人患有慢性疾病或易发作的急性疾病，一定要反复叮嘱他们出门随身携带急救物品，例如，冠心病患者携带保心丸或硝酸甘油，经常有低血糖发生的糖尿病老人应随身携带水果糖、巧克力之类的食品。家人平时应在老年人的手机里保存紧急联系电话，教会老人紧急时如何拨打家人或警察的电话，以寻求帮助。

传统方式 建议家人将一张写有家庭住址、家人电话号码的胸牌挂在老人身上，或者放在老人的衣服口袋里。

智能方式 有条件的话，最好给老人购买带有 GPS 功能的手机、手表、拐杖、鞋子等可以追踪定位的随身物品，这样即使老人走丢也可尽快取得联系。

看护方式 不论是出于怕老人走失的担忧，还是出于照顾好老人的目的，家中孤老或者日常生活不能自理的老人最好请专人看护，或者求助于社区提供的志愿者服务或居家养老服务来帮助、照顾老人，安全又放心。

报警方式 一旦家里有老人走失，切记不局限于"失踪 24 小时以上才能报警"的规定，应立即报警，求助于警方、官方，以便迅速、顺利地找回老人。

75. 老年痴呆患者的饮食护理

在老年痴呆前期或早期及时发现并在饮食管理上采取相应措施，能改善痴呆症状，延缓病情发展。在膳食上建议按以下原则调理。

饮食宜均衡 注意加强营养，尽量选择清淡宜口、营养丰富、荤素搭配、易消化食物，避免过食肥甘厚腻、辛辣刺激的食品，要根据患者的喜好安排食谱，不能偏食，应低盐、低脂、低胆固醇、低糖，多吃鱼、豆制品、牛奶、新鲜蔬菜、坚果、水果等。注意饮水。

主食的选择：选择小麦、粳米、黑米、黑芝麻、杂豆类。

荤菜和奶制品的选择：可选牛奶和酸奶，鸽肉、鲈鱼、鳜鱼、比目鱼、黄花鱼、带鱼、胖头鱼、虾、海参等蛋白质、维生素丰富的食物，注意补充维生素 D，除了常吃富含维生素 D 的鱼和鸡蛋之外，更重要的是经常晒太阳。

蔬菜的选择：选择各种四季新鲜蔬菜，如圆白菜、小青菜、菠菜、芹菜、生菜、茼蒿、韭菜、土豆、山药、芋头、香菇、胡萝卜等。

水果的选择：选择各种四季水果，苹果、梨、香蕉、猕猴桃、樱桃、杏、桑椹、葡萄、荔枝，以及莲子、百合、龙眼肉、酸枣、大枣等。

三餐应定量定时　尽量保持患者平时的饮食习惯，三餐应定时定量，食物应无刺无骨，温度适中，避免烫伤，对于进食慢的患者应缓慢进食，避免呛咳。

喂食要慢而有耐心　老年痴呆患者常有拒食、贪食、随手乱抓东西吃的情况，帮助他们进食时应有耐心；对吞咽有困难的患者喂饭时要慢一些，以便患者有时间充分咀嚼食物，必须等患者嘴里的食物全咽下去后才能继续喂食下一口，不可催促，每一口量也不能太大，以防噎食及呛咳。对少数食欲亢进、暴饮暴食者，要适当限制食量，以防止因消化吸收不良而出现呕吐、腹泻等。

其他注意事项　适量补充一些有健脑功能的食物，如核桃仁、芝麻、蜂蜜、玉米、小米、黑木耳、银耳、腐竹、金针菇及海藻类等。建议老年痴呆患者每天喝1杯茶或咖啡，禁止吸烟。

76. 老年痴呆患者的心理护理

老年痴呆患者多数生活不能自理，且大多数老年人都会有抑郁症状，除了药物对症治疗外，对患者实施心理治疗和护理也很重要。

多参加活动　马克思说过："人就是他的所有社会关系的总和。"老年人如果因为上了年纪而减少或者停止社交活动，那么肯定会影响自身健康、增加患阿尔茨海默病的风险。所以老有所为，鼓励老人参加社会活动非常重要，多社交有助于改善认知功能。老年人要多走出家门，参加一些社会活动特别是文体活动，只要自己能参与的就积极参与，即使当个旁观者也比不闻不问好。培养广泛的爱好，如绘画、书法、跳舞、钓鱼、集邮等，而且力争做出一些成绩，不断加深兴趣。

多与朋友外出进餐或参加体育活动、旅行、聚会、看电影、听音乐会、参加各种俱乐部、参加社区志愿活动、探访亲朋好友等，都有助于改善记忆力和思维能力。

美国学者研究显示，老年痴呆的诊断与人们在过去一年中的抑郁症症状之间存在明显联系，社交退缩也可能会成为预测阿尔茨海默病的一项指标。鼓励患者参加一些学习和力所能及的社会家庭活动或亲友聚会，以分散患者的不良情绪和注意力，唤起其对生活的信心。

热情关心　医护人员和亲属都要关心爱护患者，注意尊重患者的人格，在对话时要和颜悦色，避免使用"呆傻、愚笨"等词语。同时，要根据不同患者的心理特征，采用安慰、鼓励、暗示、奖励等方法，带动患者的积极性。对情绪悲观的患者，应该耐心解释并介绍一些治愈的典型病例，以唤起患者战胜疾病的勇气和信心。当患者出现情绪不稳定与行为反常时，护理员应以耐心亲切的态度，通过语言、动作、情景等信息交流手段给予患者鼓励与安慰；当患者出现幻觉、妄想时，不要与其争辩，可设法转移其注意力，再耐心解释。对生活有困难的患者，护理人员及家属应当积极主动给予照顾，热情护理，以实际行动温暖他们的心灵。

经常与患者对话交流，善于聆听患者的说话，交谈时保持与患者目光的接触，以促进患者的语言能力和思维能力。在与患者沟通时说话特别注意语速要慢，语音要低，声音温和，不要大喊大叫，避免刺激患者情绪，对于患者要表达的愿望要耐心听取，不急躁，避免引起患者的反感情绪。平时与患者多沟通，以增进陪护与患者之间的感情，加强对患者的沟通引导，增强家庭归属感，使其感到家庭的温暖。

舒缓心情　"笑一笑，十年少"，这充分说明了精神调养的重要性，注意引导患者保持乐观情绪，应节思虑、去忧愁、防惊恐，要宁静无惧，恬淡虚无，与世不争，知足常乐。注意维持良好的人际关系，避免长期陷入抑郁的情绪及患上抑郁症，避免精神刺激，以防止大脑组织功能的损害。根据患者的文化修养和兴趣爱好选择性地给他们播放一些爱听的乐曲，以活跃其精神情绪。有实验研究证明，音乐能改善皮质的功能，增加其供血供氧，较好地调节自主神经系统的功能。

合理用药　对于患者的暴力、攻击行为，仍以疏导、解释、转移注意力等方法为主，并可在医生的指导下短期应用镇静药物控制，同时应分析并找出引起患者不愉快的原因，防止暴力行为再发生。如患者有疼痛或失眠时，医生要及时使用适当的药物，以减轻其痛苦和症状。

77. 5种康复护理实用技术

缅怀治疗　缅怀可以不同形式进行，包括个别回想、与人面谈、参观展览等。随着老年痴呆患者的近期记忆衰退，加上患者在判断能力、语言、思维、运算及理解能力的减退，患者会渐渐与社会脱节以致造成与人沟通的障碍。缅怀治疗是利用患者所拥有的记忆作媒介去鼓励患者与人沟通交往。由于远期记忆是一些实在的材料，患者可以在没有压力下抒发自己的意见及情感。在分享过往光辉岁月及成就的时候，患者的个人尊严得以维护，有助于他们重新肯定自己。与此同时患者会感到被接纳和谅解，而分享也能给予一个学习和认同的机会，使患者得到更大的支持去面对疾病和困难。

帮助患者回忆积极的事情，比如曾经做过什么开心的事情，获得什么荣誉等。了解患者的爱好，喜欢的事情，比如唱歌、玩纸牌等。随着病情的发展，患者会经常做错事情，或者对一件事情有着固执的认知甚至偏执妄想，此时不要试图去纠正他。如果他的行为对他人和自己并无伤害，那就随他。毕竟这是一个疾病状态，意识已经受到干扰，一味地纠正也是徒劳的，且对病情的发展并无益处。

音乐治疗　有计划地运用音乐去改善老年痴呆患者适应能力，它的多元化和力量涉及不同的层面，包括功能、感官、认知、社交和情绪。音乐能促进情绪改变，增强情感上的反应，促进情绪健康及改善社会适应，可以加强人、物和环境的认知，可配合一些身体活动亦有助于促进健康。对一些有暴躁行为的痴呆症患者，音乐也有安定和缓解的作用。音乐活动的种类繁多，包括听音乐、唱歌、音乐体操等，可融入日常生活中，在不同的时间播放不同的音乐，有助于患者对时间的认知。尽量选择舒缓优美的音乐或者患者曾经喜欢的音乐，音量不宜太大。

美术治疗　以美术活动作沟通媒介，通过治疗关系去满足参加者的情绪、社交发展的需要。美术治疗着重过程多于结果。通过不同形式的活动，参加者更能明白自己的需要和了解潜意识的想法。由于它揉合了情感、认知及人生经历，对参与者来说是一种独特的活动。而且美术能实现幻想，鼓励情感流露，给予身体各种感官刺激。

感官刺激　"多感官刺激"治疗旨在提供既轻松又愉快的经历，让参加者在没有压力的氛围中自由自在地去探索周围的环境，使精神及身体得到松弛，包括嗅觉、触觉、视觉、听觉及味觉。

由于老年痴呆的患者在智能和记忆方面的欠缺，加上对感官的认知能力衰退，使患者难以适应周围环境，有如置身于一个既陌生又毫无意义的环境中。感官刺激并不局限于任何模式，且应融于日常生活。在环境方面，可避免在墙壁和地面选取一些容易令患者混淆的图案，在简单的家居摆设中加入不同色彩，妥善地控制环境中的噪声。

运动康复　运动可能是老年痴呆患者最好的治疗药物。运动疗法主要通过运动的方法，治疗老年痴呆患者的功能障碍，提高个人的生活活动能力，增强社会参与的适应性，改善患者的生活质量。指导、督促患者加强身体锻炼，保持老年痴呆患者良好的生理平衡，运动锻炼对老年痴呆患者的身心是有利的，不仅可使患者保持情绪平稳而且能够延长患者的睡眠时间，提高睡眠质量，有益于他们生理心理平衡。

根据老年痴呆患者运动障碍的特点，可在医师或康复医师的指导下选择不同的运动康复训练方法：①维持关节活动度和增强肌力的运动方法。②增强肌肉协调能力，改善日常生活能力的方法。③恢复平衡和步行功能的康复训练方法。④增强肌肉耐力和心肺功能的有氧运动方法。⑤改善运动技能和认知功能的运动再学习方案。⑥医疗体操、太极拳等。

对于步态异常的患者，应采用康复训练的方法，配合辅助器材，改善患者的平衡性和稳定性，并鼓励患者加强锻炼，增强身体的各项功能。

78. 智力康复训练怎么做

有研究显示，勤于动脑，可以延缓大脑老化。经常用脑、做有趣的事情，可保持头脑灵敏，锻炼大脑反应敏捷度，整日无所事事的人患痴呆症的比例高。老年人应保持活力多用脑，如多看书、学习新事物、培养多种业余爱好，可活跃脑细胞，防止大脑老化。广泛接触各方面人群，对维护脑力有益，和朋友聊天、打麻将、下棋、打球、娱乐等，都可刺激神经细胞活力。智力活动内容很丰富，如常识、社会适应能力、计算分析和综合能力、逻辑联想能力、思维的灵活性等，要持之以恒、循序渐进，从而达到改善患者智力的目的。

逻辑联想、思维灵活性训练　可选择一些益智类的游戏、数字游戏等，也可下中国象棋、玩魔方，做一些思维游戏，或从儿童玩具中去寻找一些有益于智力的玩具，如"逻辑狗"等。

分析和综合能力训练　准备一些图片、实物、单词等，让患者按功能进行归纳和分类等。

理解和表达能力训练　讲述一些患者感兴趣的事情或故事，讲完后可以提一些问题让患者回答，也可讲到一半让患者接下去讲。

社会适应能力训练　尽可能地让患者多了解外部的信息，鼓励与他人接触交流，不要使其处于封闭的生活环境。对于家庭生活中的事情应当有目的地让患者参与，并给予指导和帮助。

常识训练　所谓的"常识"，有相当的内容属于患者曾经知道的、储存在记忆库里的东西，伴随病情加重不断丢失。如果能经常提取、再储存，遗忘速度会大大减慢。因此对于一些患者曾经知道的东西需要不断地重复，以加深记忆。

数字概念和计算能力的训练　抽象的数字对于文化程度较低的老年人比较困难，更何况有认知功能障碍的患者，但在生活中处处存在数字概念和计算，只要留意可以有许多让患者锻炼的机会，如马路上刚开过的汽车车牌号，让患者回忆、复述等。

79. 记忆康复训练怎么做

记忆训练活动可作为一种辅助性的练习活动，甚至是一种刺激智能的方法，在设计此类活动时可采用不同的形式，包括视觉、嗅觉、听觉及动作。

记忆康复训练方法有以下几种，可根据不同的情况选择使用。

瞬时记忆　护理人员可以念一串不按顺序排列的数字，从三位数起，每次增加一位，如 356、6478、47298，念完后立即让患者复述，直至不能复述为止。

短时记忆　给患者看几件物品，如手机、苹果、饭碗、电池等，然后马上收起来，让他回忆刚才看到了什么东西。物品数量可由少到多，逐渐增加，观看的时间可由长到短。

长时记忆　不时让患者回忆一下家里亲戚、朋友、原来单位同事的姓名，前几天看过的电视新闻、电视剧的情节和老照片的相关情景等。

强化记忆　在室内反复带患者辨认卧室和厕所，家人要经常和患者聊家常或讲述以前有趣的小故事，以强化其回忆和记忆。如能坚持循序渐进的长久训练，可取得良好的效果。

日常生活中应随时进行患者的记忆训练和锻炼，如陪同患者外出时尽量让患者自己辨别方向，或告诉患者该如何走。多培养、鼓励患者参加各种兴趣活动，如种植和养护花草、饲养宠物等。

80. 强化记忆锻炼的 3 种游戏

"欢乐大托盘"游戏　将日常物品如汤匙、叉、水杯、化妆品、项链、手表、发饰、钥匙等放入托盘中，让患者逐一辨认；再用一块布覆盖所有物品，请患者说出盘中的物品名称。开始时可以先放一件物品，然后逐渐增加数量，在说出物品名称的同时，可以对其功能略加介绍。

"成双成对"游戏　准备2张相同的图片，在图片背面写上不同数字，让患者看清图案和数字，然后通过数字找到与其图案相同的另一张。

"回声"游戏　准备1盒录音带，其中可记录患者熟悉的不同声音，如动物叫声、自然界声响、戏曲、相声等，播出不同的声音片段，让其说出播出的内容。

做各种强化记忆的游戏训练要有耐心，不能认为一两周就会有效果，这是长期的过程。可从简单到复杂，但一定要持之以恒坚持训练，也许不知不觉中患者的记忆能力就得到了改善。

81. 家人患了老年痴呆怎么办

当父母患了老年痴呆，做子女的特别需要做好角色转换。

对于子女来说，多年来习惯了父母的照顾、关爱和管教，现在父母病了需要子女的关爱和照顾。在电影《风雨哈佛路》中，女主角照顾她由于吸毒身患重病的妈妈时说："以前我是她的孩子，现在她是我的孩子。"这句话可以体现出子女在父母患病时要做重要的角色转换。

还要注意的是，虽然老年痴呆患者的心智表现可能会越发接近孩子，但是他们毕竟还是一个成年人，有着成年人的思维和经历，要给他们一定的自由，同时也要让他们时常感受到子女的关爱和温暖。

如果父母离异了，你可能既要担任子女的照顾角色又要担任主导角色了，这个可能比较难，如果实在不能兼备，则需要其他子女或者雇佣家政服务人员来协助。

到了老年痴呆的晚期，就算父母已经记不起你是否是他们的子女，你也应该铭记父母的养育之恩，尽到为人子女的赡养责任。

当患者是你的配偶时，这时需要进行重要的角色转换，也许平时很多事情都是他/她做主的，但此时需要你来做主，就像许多家庭琐事或者重要的事情一样，以前都要听对方的，现在完全由你决定了。

有国外的学者提过，你们的关系会像一对舞者，主动方改变了，由你作为主导，记清楚每一步舞步带动他/她。不过现在看来，你们的关系更加像是练习生和教练，你主导的同时也要引导练习生练习并不断启发他/她下一步怎么做。注意你们交流的方式，要帮助配偶接受诊断，同时鼓励对方以积极的心态面对疾病，给予强大的精神支持与安慰。

同时也告诉周围人自己配偶的病情，这样自己不在患者身边时周围人也可以给予适当的帮助。让他／她尽量和以前一样融入日常生活，如果后期行动不便则最好有轮椅协助。

让患者多参加社区活动，增加与外界的交流。坚持规律健康的生活饮食习惯，进行必要的锻炼（其中包括身体的锻炼和大脑的锻炼）。越来越多的研究证实，运动能够活跃大脑的脑区功能。如果可行的话，在轻松运动的同时，建议给予对方卡片词汇训练或者是回忆某些情景、事件，边回忆边给予一定的提示词，可以改善脑功能。到病程中晚期时候要密切关注他／她的身体变化，以防止一些紧急事件的发生。除了自己，还需要将病情给子女们交代清楚，在说明相关注意点的同时，让他们多来家里聚会，多看望老人，也带小孩子们与老人多互动，这样可以使老人感到更加温暖，有利于延缓病情发展。

平时要注意规范的药物治疗和定期随诊，注意补充营养，认真观察配偶的病情变化，如果病情有变化应及时就诊。

82. 重症老年痴呆患者护理注意事项

重症老年痴呆患者因长期卧床，大小便失禁，加之营养摄入不足，极度消瘦，肢体运动和感觉障碍，局部血液循环差，如不注意保护患者皮肤，极易发生压疮（俗称褥疮）。因此在护理时要做到"三勤"，即勤翻身、勤按摩、勤换尿布。保持床铺、衣服、床单、被褥的平整、干燥、清洁。如发现患者有痰咳不出来，在翻身时应轻轻叩拍背部，鼓励将痰咳出，以防坠积性肺炎的发生。

压疮，是身体局部长期受压导致血液循环不通畅，引起皮肤及皮下组织缺血而发生水疱、破溃或坏死。压疮可发生于各年龄段人群，且年龄越大，发生率越高。调查显示，71% 的压疮见于 70 岁以上的老人。对于长期卧床的老人，长时间保持固定的体位会大大增加压疮的发生率，不仅给患者带来痛苦，也给家庭护理者增加了难度。

丧失生活自理能力的老人称为失能老人。按照国际通行标准，吃饭、穿衣、上下床、上厕所、室内走动、洗澡 6 项指标中，1～2 项做不了的为轻度失能，3～4

项做不了的为中度失能，5～6项做不了的为重度失能。

卧床老年人的皮肤经常受到汗液、尿液、各种引流物的刺激而变得潮湿，使皮肤抵抗力降低，皮肤组织极易破损。长期卧床的失能老人一旦护理不当极易发生压疮，可继发细菌感染，严重者危及生命。因此，需做好以下防范措施：

（1）加强全身营养，指导患者进食高热量、高蛋白质、富含维生素食物，不能进食者，遵医嘱给予鼻饲或静脉补充营养。

（2）定时翻身，至少每1～2小时翻身一次。必要时使用气垫床。容易受压的骨头突出部位可以用软垫保护，并定时按摩放松这些部位。

（3）避免潮湿、摩擦等物理刺激。放便盆时应抬起臀部，轻轻放入，不要硬塞。

（4）注意被褥的整洁、松软、干燥、无皱褶，保持老人皮肤清洁干燥。

经常检查老人皮肤情况，密切观察受压部位皮肤色泽、温度、感觉情况。一旦出现皮肤完整但发红，摸上去有硬块，手指按压后皮肤颜色没有变白或已经出现黄色水疱，甚至水疱皮已破，应早期干预治疗，不能听之任之，造成更严重后果。

对于上述情况可以用以下方法处理：

（1）水胶体敷料外敷，它有自行清创的作用，并保护伤口，防水，阻止细菌侵入，防止尿液和粪便污染，具有吸收中度渗液的能力。

（2）泡沫敷料，能吸收较多的渗液，不易与伤口表面粘连，不会形成密封空间，患者较舒适。

（3）含脂肪酸脂液体敷料，可以缓解由于压力、摩擦力等引起的症状，同时保护危险部位的皮肤，促进受伤皮肤或风险区域皮肤修复的作用。

（4）对未破的小水疱应减少摩擦，防止破溃继发感染；对于较大的水疱可使用无菌注射器抽出水疱内液体，再覆盖水胶体敷料或泡沫敷料。

（5）对于已经出现皮肤发黑，肌肉、骨头外露并散发出臭味的压疮伤口，需及时到医院在专业人员指导下换药治疗。

第六篇

预防：如何预防老年痴呆

◎ 抗衰老是一辈子的事

◎ 老年痴呆的一、二、三级预防

◎ 核桃补脑『以形补形』

◎ 多用脑、好心态可以保护大脑

◎ 运动保护大脑

◎ 内养精气神可防老年痴呆

83. 抗衰老是一辈子的事

"老化细胞像细胞僵尸一样赖在人体内，还会分泌一种名叫细胞因子的小蛋白质损害周围的细胞。不仅如此，它还可能引发全身性的轻微炎症。"世界抗衰老生物医学会联席主席詹姆斯·柯克兰认为，这些老化细胞是衰老的主要推手。

赖在身体中的老化细胞，时间久了就会捣乱，衰老也就步步紧逼。柯克兰坦言，衰老是最大的危险因素，对所有慢性疾病都是这样的。如果有一个衰老的疾病，那么下一个衰老疾病的到来就会非常快，医生称之为合并疾病。在 80 多岁的老年人群当中，要么是非常健康，要么是有好几个合并疾病。

世界抗衰老生物医学会专家总结了"1—5—6 抗衰老理念"："1"是平衡，涵盖饮食、运动、心理以及朋友、家庭关系是否平衡，如果最大限度地将一切都追求平衡的话，身心就会非常健康；"5"则是五通，包括思想、肠胃、经络、气、血液等；"6"表示六大系统，有综合检测系统、中西医治疗系统、社会医学系统、再生系统、设备医药系统等 6 种健康管理系统。

对抗衰老越早越好。美国《国家科学院学报》曾在 954 名新西兰人中搜集 26 岁、32 岁与 38 岁研究对象的健康数据，结果发现有些人的"生物年龄"不到 30 岁，有些人则已接近 60 岁。科学家观察老化较快者发现，老化征兆在 26 岁时开始变得明显。

人体的老化从 26 岁就开始了。因此，抗衰老不仅是技术问题，也是身心的系统工程，得从年轻时就有意识地抓起。

84. 为什么说"预防是最好的治疗"

2002 年，美国明尼苏达大学助理教授戴·斯诺登出版了《优雅的老年——678 位修女揭开大脑健康之钥》，书中记录了他开展的这项针对阿尔茨海默病的"修女研究"。由于修女的教育程度（90% 受过大学以上教育）、在教会的生活环境和生活方式（90% 当老师）以及医疗护理条件都相似，少了许多干扰因素，非常适合针对某一疾病——如阿尔茨海默病的特定因子作深入探讨，是流行病学最好的研究题材。

1991 年，共有 678 位"圣母学校修女会"的修女自愿参与这项长期追踪研究。

她们加入研究时的平均年龄为 83 岁（75~107 岁），接受每年一次的身体检查和各种心智、认知能力评估，且死后接受大脑解剖，检查是否患有阿尔茨海默病或脑卒中，以供研究脑部病理变化和临床症状的相关性。

"修女研究"不断有医学论文发表，研究成果越来越多：如年轻时文字表达能力强，到了老年时的认知功能较佳，患上阿尔茨海默病的概率也较低；轻度脑卒中可诱发或加重阿尔茨海默病的症状；有的修女活到 100 岁也没有痴呆失智症状，死后的大脑解剖也没有阿尔茨海默病或脑卒中的病理变化，可见阿尔茨海默病不是老年的必然现象；经过大脑解剖，呈现中度到重度阿尔茨海默病病变的 68 位修女中，高达 1/5 在生前并无痴呆失智症状，表明受教育程度或多动脑可增加智能"储备"，使阿尔茨海默病不发病。

虽然目前无法完全防止阿尔茨海默病的发生，但人们可以从"修女研究"中得到启示做到以下几项：多受教育、多动脑、多运动、多走路、多吃新鲜蔬菜水果、预防脑卒中、思想乐观积极和正面、维持良好的人际关系等。这样就可以大大减少患上阿尔茨海默病的机会，甚至让大脑即使有了病变也不会出现痴呆失智症状。

85. 上海模式：
认知功能障碍诊疗有望步入网络体系化时代

2017 年 6 月底，上海市科学技术委员会正式发布了《上海市 2017 年度"科技创新行动计划"临床医学领域项目指南》，其中列出的项目征集范围中"早期认知功能障碍分级诊疗的多中心临床研究"位居首位。

该研究项目希望通过三级防治体系，开展跨区大样本人群队列研究，寻找更多早期认知功能障碍的危险因素，建立系统的筛查评估体系，并且将开展针对早期认知功能障碍患者人群血管性、代谢性等危险因素干预、治疗和康复方案研究，形成综合诊治规范，并通过分级诊疗体系进行推广应用。希望通过 3 年时间，在上海市范围内建立和完善认知功能障碍分级诊疗体系，制定早期认知功能障碍的分级诊治指南，从而有效延缓疾病进展。建立认知功能障碍的分级诊疗体系，这在全国是一项创举。

认知功能障碍的防治是始于控制危险因素，终于疾病末期并发症护理、治疗的长期斗争。实行分级诊疗，就是要按照疾病的轻、重、缓、急及治疗的难易程度进行分级，不同级别的医疗机构承担不同疾病的治疗，实现基层首诊、双向转诊、急慢分治、上下联动的分级诊疗模式，确保患者得到最适宜的治疗。

随着政府对社区卫生服务的重视和大力扶持，高血压、糖尿病等慢性病均纳入了慢病防治体系并逐步走向规范化。认知功能障碍，作为一类具有可控危险因素的慢性病，也将纳入慢病管理范畴。认知功能障碍的慢病管理，包括疾病的健康宣教、早期筛查以及随访等。

86. 老年痴呆的一、二、三级预防

老年痴呆的一级预防是指预防认知正常的对象发生认知功能障碍，二级预防是指预防已经发生轻度认知功能障碍 (MCI) 但非痴呆的对象发展为痴呆，三级预防是防止痴呆的进一步恶化及并发症的出现。根据此定义，目前针对痴呆 (AD 或 VD) 的干预性研究应属于三级预防范畴，而针对轻度认知功能障碍（MCI）的干预性研究属于二级预防，针对无认知功能下降但伴有多个阿尔茨海默病或血管性痴呆风险因素的干预性措施属于一级预防。

目前认为，老年痴呆可控制的危险因素包括高血压、高脂血症、吸烟、头部外伤等，体育活动和高教育水平（＞15 年）是阿尔茨海默病的保护因素，服用他汀类或非甾体类抗炎药也可能是阿尔茨海默病的保护因素。

一级预防包括降压、降脂治疗，应用维生素 B_{12}/ 叶酸、维生素 E/ 维生素 C、银杏叶提取物，增加 ω-3 多不饱和脂肪酸的摄入量。

一级
预防　　预防认知正常的对象发生认知功能障碍

二级
预防　　预防已经发生轻度认知功能障碍 (MCI)
　　　　但非痴呆的对象发展为痴呆

三级
预防　　防止痴呆的进一步恶化及并发症的出现

中年危险因素预测 20 年后的痴呆风险

危险因素		记分
年龄（岁）	≤ 47	0
	47 ~ 53	3
	> 53	4
教育年限（年）	≥ 10	0
	7 ~ 9	2
	< 7	3
性别	女	0
	男	1
收缩压（mmHg）	≤ 140	0
	> 140	2
体质指数（kg/m²）	≤ 30	0
	> 30	2
总胆固醇（mmol/L）	≤ 6.5	0
	> 6.5	2
体力活动	是	0
	否	1

总分 /15 分	痴呆风险（95%CI）
0 ~ 5	1.0(0 ~ 2)
6 ~ 7	1.9(0.2 ~ 3.5)
8 ~ 9	4.2(1.9 ~ 6.4)
10 ~ 11	7.4(4.1 ~ 10.6)
12 ~ 15	16.4(9.7 ~ 23.1)

资料来源：Kivipelto.Lancet Neurol,2006,5(9):735 ~ 741

87. 尽早察觉自己或家人的记忆力改变

与年轻时相比，几乎每个 40 岁以上的人都有某种类型的记忆力衰退，而且有随年龄增加逐步加重的趋势。美国加州大学洛杉矶分校（UCLA）的脑扫描研究显示，记忆的自我评估或者主观记忆评估的分数，通常与大脑记忆部位的活动水平相关，也与大脑 β- 淀粉样蛋白斑块形成和 tau 蛋白神经纤维缠结的实际情况有关。虽然只是凭主观感觉来回答问题，但它通常可以反映出大脑结构和功能的真实变化。

美国塞梅尔人类行为学及神经科学研究所、加州大学洛杉矶分校长寿中心主任及精神科教授盖瑞·斯莫尔，其由美国国立卫生研究院（NIH）资助的研究结果刊登在《华尔街杂志》《纽约时报》上，曾被《科学美国人》杂志评选为世界科学及技术领域创新者之一，出版包括纽约时报畅销书《记忆宝典》在内的多部著作，他介绍了一种察觉记忆力改变的自测评估方法。

可以拿出铅笔来完成下面的评估量表，评估一下自己或家人的主观记忆力。对于每一项，请圈出从 1～5 的五个数字中最能准确反映出现频率的一个数字。然后计算出每部分的记忆得分，以及问卷底部的总得分。建议使用铅笔，这样可以擦掉答案。一段时间后可以重新评估，以比较前后有无进步。再次评估时，也可以使用不同颜色的铅笔。

主观记忆评估

记姓名有困难	很少		有时		经常
记得某个人的脸，但是想不起他的名字	1	2	3	4	5
同一个人的名字需要问两遍	1	2	3	4	5
脱离特定的环境时，无法介绍他人（例如，看电影时遇到同事）	1	2	3	4	5
有人喊你的名字，和你打招呼，你却不记得对方的名字	1	2	3	4	5
试图通过扫描脑中的字母表，来回忆某个人的名字	1	2	3	4	5
合计：					

找物品和地方有困难	很少		有时		经常
你经常使用的物品（眼镜、钥匙、手机）	1	2	3	4	5
寻找停在大型停车场的汽车	1	2	3	4	5
寻找收据、门票、文档	1	2	3	4	5
你曾经去过的一个商店、商场或朋友的家	1	2	3	4	5
你很少使用的物品（书、文件等）	1	2	3	4	5
合计：					

舌尖受阻现象	很少		有时		经常
努力回忆你刚看过的一部电影或一本书的名字	1	2	3	4	5
找不到正确表达某物的单词	1	2	3	4	5
知道问题的答案，但就是想不起来是什么	1	2	3	4	5
忘记自己想说什么	1	2	3	4	5
因为忘记想表达的单词，你用其他单词来代替	1	2	3	4	5

合计：_____

做事和执行困难	很少		有时		经常
忘记约会或要做的事	1	2	3	4	5
忘记你为什么走进一个房间	1	2	3	4	5
忘记带重要的物品（如礼物、文件等）	1	2	3	4	5
从市场回到家，忘记买计划要买的东西	1	2	3	4	5
忘记给别人回电话	1	2	3	4	5

合计：_____

注意力不集中	很少		有时		经常
记不住别人刚刚告诉你的事情	1	2	3	4	5
一段你已经读过的内容，需要重读	1	2	3	4	5
遵从说明书有困难	1	2	3	4	5
需要多次重复问同一个问题	1	2	3	4	5
忘记是否曾告诉某人某件事	1	2	3	4	5

合计：_____

把上面的各总分加起来，即为主观记忆得分：_____

如果测试总分少于或等于 40 分，那么你对记忆力的抱怨不足挂齿，但是学习及学会新的记忆技巧仍可有助于增强你的记忆能力。如果你的测评总分超过 70，你可能面临和其他同龄人一样的记忆问题，建议你多花点时间来学习新的提高记忆的方法。如果你发现锻炼没有帮助你提高记忆测试水平，建议你和医生讨论一下。

88. 从 35 岁开始预防老年痴呆

其实很多"老糊涂"在年轻时就埋下了祸根，因此虽然老年痴呆患者群大多在 60 岁以上，但预防应该从 35 岁就开始，比如戒烟限酒、调节饮食、定期体检、坚持锻炼等。

定期做脑部健康检查，及早发现脑病变 脑部检查对老年痴呆病的诊断来说是最直观的依据，定期进行脑部健康检查是保证及时发现脑部病变的有效方法。脑部检查主要有脑电图、颅脑 CT 或磁共振（MRI）。脑电图里可以检测出的病变，包括非特异性的弥漫性慢波、α 波节律变慢、波幅变低。脑血流图显示，大脑皮质的局部脑血流量减少及脑氧代谢率下降。颅脑 CT 或磁共振检查常显示不同程度的脑室扩大和皮质萎缩、脑沟变宽。

一些人可能认为自己正当盛年、身强力壮，像老年痴呆这样的病症离自己很远。其实不然，这种病往往会潜伏在年轻人群身上，经过长期的潜伏期，到晚年发病，而此时脑内已经发生了不可逆转的病变。

预防糖尿病、高血压和肥胖等生活方式病

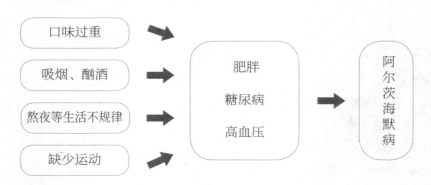

预防糖尿病、高血压和肥胖等生活习惯病

改变生活方式是关键

老年痴呆的发生与不良的生活方式密切相关，而健康的生活方式包括生活起居、运动、饮食营养、心理健康和情绪管理等方方面面，并且能够平衡生活、工作的各种需求，可以有效预防老年痴呆的发生和进展。

睡眠充足 一项研究结果表明，每晚 8 小时的充足睡眠可以有效预防阿尔茨海默病的发生。然而，随着年龄的增长，人的睡眠时间也随之减少，步入老年之后睡

眠质量也越来越差，但是应该至少保持每天 6 小时以上的睡眠，中午也应适当安排午休。

多运动　老人不适宜剧烈运动，但也不能不运动，选择一些较为缓和的运动，比如散步、打太极拳等，既能强身健体，又能预防老年痴呆。同时，散步有助于平静情绪和改善短期记忆。每天可以花 1 小时散步、逛街等，多接触大自然，有益于大脑健康。无论春夏秋冬散步的健身效果都一样好。

常晒太阳　阳光能促进神经生长因子像"长头发"一样，使神经纤维增长。每天接受阳光照射，至少不易抑郁。

保护视力　保持良好的视力，老年痴呆危险就会减少 63%。眼睛对外界的视觉反应能影响大脑功能，特别是老年人群视力不好要及时就医。

坚持写日记　激发人体大脑活力的方法，首推的就是写日记，记录 2 天以前的事。掌管大脑记忆的器官会将已经遗忘的事情重组出来，这样就使大脑得到了有效的锻炼，从而防止阿尔茨海默病发生。

89. 65 岁以上每年要做"记忆力专项体检"

很多人都害怕得老年痴呆。《国际老年心理学期刊》2012 年刊登的一篇来自法国的论文，对 2 013 位 18 岁以上居民进行电话问卷访谈，发现 60% 的人恐惧得老年痴呆病，而其中 65 岁以上的老年人高达 74%，这个比例仅次于交通事故和癌症，其后是抑郁症和心脏病。部分原因是因为许多人对老年痴呆病有"坐在轮椅上又痴又呆，什么都不知道了"的刻板印象，其实，疾病在进展为重度之前，还是有许多事可以做的。

老年痴呆患者由轻度慢慢进展到重度的时间可长达 8 ~ 10 年，在最初轻度的 3 ~ 5 年间，认知功能减退的情况并不严重，还是可以享受生活、完成未了心愿的。可以与家人多多相聚，尤其是长大后各自成家立业的兄弟姐妹们，不仅可凝聚亲情还可以修复关系；可以阅读报纸杂志，看电视剧或电影，只是内容看过可能很快会忘掉；可以旅游，但需要人陪伴，而且以后恐怕也不会记得这些景点；可以感受剧情，欣赏美景，品尝美食，享受当下的快乐时光，做一个真正活在当下的人。从这个角度来看，老年痴呆没有想象的可怕，只要接受它，调整心态，会有充分的时间适应。

中、晚期老年痴呆患者的认知功能损害则是不可逆的，目前为止还未发现治疗此病的有效方法。因此应重视对社区中老年群体进行健康宣教，65 岁以上的老年人应在每年健康体检中加入"记忆力专项体检"，有条件的社区可以开展免费认知功能障碍筛查，进行认知功能量表的评估，以便及早发现老年痴呆，把握最佳治疗时机。

90. 均衡营养是大脑健康的物质基础

有充分的科学依据证明：营养素均衡，选择多样化的食物，使所含营养素齐全、比例适当以满足人体需要，有利于大脑健康。

人们所吃的食物对维持大脑健康至关重要，会影响人的认知功能，包括延迟老年痴呆的发生和发展。蛋白质、脂肪、糖类供热比例为 1：2.5：4，优质蛋白质应占蛋白质总量的 1/2 ～ 2/3，动物性蛋白质占 1/3；主食和副食的平衡，为了保持身材而只吃副食是不健康的；冷与热的平衡，即冷食与热菜的搭配；饥与饱的平衡。

营养专家特别建议："一日多餐，餐餐不饱，饿了就吃，吃得很少。"健康的饮食结构有助于防止记忆衰退和老年痴呆：

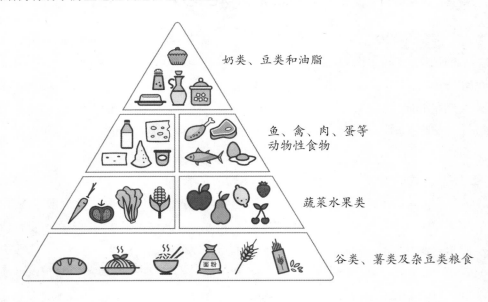

奶类、豆类和油脂

鱼、禽、肉、蛋等动物性食物

蔬菜水果类

谷类、薯类及杂豆类粮食

例如，谷类、薯类是人体热量的主要来源（碳水化合物提供总热量的50% ～ 65%)，也是多种营养素的良好来源。《中国居民膳食指南 (2016)》推荐，2

岁以上健康人群的膳食应种类多样、谷物为主，全谷物和粗粮合计应占所有食物摄入量的 1/4 ~ 1/3，成人每人每天平均应摄入谷薯类 250 ~ 400 克，其中全谷物和杂豆类共 50 ~ 150 克，新鲜薯类 50 ~ 100 克。谷类、薯类和杂豆是碳水化合物的主要来源。谷类包括小麦、稻米、玉米、高粱等及其制品，如米饭、馒头、烙饼、面包、饼干、麦片等。薯类包括马铃薯、红薯等，可替代部分主食。杂豆包括大豆以外的其他干豆类，如红小豆、绿豆、芸豆等。全谷物保留了天然谷物的全部成分，是理想膳食模式的重要选择，也是膳食纤维和其他营养素的来源。我国有玉米、小米、高粱米、荞麦、莜麦、燕麦等种类丰富的全谷物，选择多多。从目前居民膳食纤维摄入量较低的现状考虑，人们需要更多地摄入全谷物，才能达到营养平衡。超重、肥胖的青少年，粗粮的摄入量可占谷物的一半，以帮助控制体重；而胃肠道不太好的中老年人，则应控制在 1/4 左右，可采用熬粥等易于消化的制作方法。

蔬菜、水果是膳食纤维、微量营养素和植物化学物的良好来源。成人每人每天应摄入蔬菜 300 ~ 500 克，其中深色蔬菜占 1/2 以上；每人每天摄入水果 200 ~ 350 克。蔬菜和水果各有优势，虽放在平衡膳食宝塔同一层，但不能相互替代。蔬菜包括叶菜类、花菜类、鲜豆类、茄果瓜菜类、葱蒜类、菌藻类、水生类等，挑选和购买时要多变换。深色蔬菜中的维生素、植物化学物等营养素含量更高，每天摄入量应占蔬菜总量的一半以上。水果种类包括仁果、浆果、核果、瓜果、柑橘类等。日常以摄入新鲜水果为好，从而满足人体对多种微量营养素和膳食纤维的需求。在鲜果供应不足时，可适当选择一些含糖量低的干果制品或纯果汁。

鱼、禽、肉、蛋等动物性食物是《中国居民膳食指南 (2016)》推荐适量食用的一类食物，成人每人每天应摄入鱼、禽、肉、蛋共 120 ~ 200 克。在条件允许的情况下，可以优选水产品 (40 ~ 75 克) 和禽类，常见的水产品包括鱼、虾、蟹和贝类。少吃畜肉和加工类肉制品，每天畜禽肉的摄入量控制在 40 ~ 75 克。虽然新鲜的动物性食品是优质蛋白质、脂肪和脂溶性维生素的良好来源，但肉类食物的脂肪和热量较高，食用应适量。蛋类包括鸡蛋、鸭蛋、鹅蛋、鹌鹑蛋、鸽蛋等及其加工制品。蛋类摄入量为每天 1 个 (40 ~ 50 克)，并且提倡不丢弃蛋黄。因为蛋黄含有维生素 A、维生素 B_2、钙、铁、锌、硒、卵磷脂等营养素，应坚持摄入。

● 强调进食全谷物食品，避免加工食品和高血糖生成指数的糖类（碳水化合物）食品。

● 使用冥想或意念来控制你的食欲——在大脑中想象你在进食你喜欢吃的不健康零食，而不是实际真的进食。

● 控制体重时计算热量，制定个性化的饮食计划以满足你的需要。低碳水化合物饮食可以提供快速的饱胀感，因此建议在进食时加些碳水化合物和蛋白质以达到耐饥的效果。

● 每周至少 2 次吃富含 ω-3 脂肪酸的鱼，这不仅保护大脑避免老年痴呆，同时也具有稳定心情、降低抑郁症的效果。

● 具有抗氧化作用的水果和蔬菜是重要的保护大脑食物，可以是新鲜果蔬或果蔬干、果蔬汁。

● 鱼、家禽、瘦牛肉或大豆中的优质蛋白质具有增加肌肉和肌力的作用，在满足饥饿感的同时也提供了必需氨基酸。

● 酒精和咖啡因都可以保护大脑，关键是适量享用而不是滥用。

91. 从食物中寻找"抗炎武器"

科学家们在探索机体老化的机制过程中，发现慢性炎症是许多年龄相关疾病的推动力——不仅是癌症和心脏病，而且还有老年痴呆。免疫系统正常工作时，可促进损伤机体的愈合，但有时物极必反。

缺乏睡眠，压力，有毒物质如抽烟，以及久坐生活方式等都会促进慢性炎症的发生，胃周围的脂肪细胞产生的微小蛋白质（称为促炎细胞因子）可以触发全身的炎症反应。营养学的科学家们发现有许多食物可帮助机体控制炎症反应并保护大脑健康。有研究发现，低热量饮食可以改变脂肪组织中炎症基因的表达。换句话说，每天吃的食物都可以直接作用于脂肪细胞的 DNA，摄入较少的热量可启动抗炎基因来控制慢性炎症。

许多预防老年痴呆的食物包括水果、蔬菜、鱼、全谷物和豆类，它们都具有抵抗炎症反应的作用。此外，一组存在于五颜六色的水果和蔬菜中被称为类黄酮的化合物已被发现具有抵抗慢性炎症的效果。香料和香草也有抗炎作用，可能增强免疫功能。

"坏脂肪"是指含饱和脂肪酸和反式脂肪酸的食物，包括培根、汉堡、牛排、蛋黄酱、大多数加工和油炸食品，以及玉米油。长期进食这些 ω-6 多不饱和脂肪酸将会促进炎症并加重脑细胞损伤。实验室动物研究显示，富含 ω-6 脂肪酸的饮食有损害记忆的作用。为了保护大脑，要尽量不吃培根、羊排和黄油饼干，少吃各种加工食品。有研究显示，ω-6 可以抵消或拮抗有助大脑健康的 ω-3 脂肪酸的益处。

大量研究显示，进食较多富含 ω-3 脂肪酸食物的人患老年痴呆的风险低。脑内富含 ω-3 脂肪酸，二十二碳六烯酸或 DHA 可以保护脑神经元免受 β- 淀粉样蛋白斑块和神经纤维缠结的损伤。

富含 ω-3 脂肪酸或健康的单不饱和脂肪 (例如，橄榄油或菜籽油) 的食物，和高 ω-6 脂肪酸含量的食物一样可以带来进食的满足感，因为热量低，所以有助于控制体重。鱼类不仅含有丰富的 ω-3 脂肪酸，同时它也提供优质蛋白。美国心脏病协会建议每周吃 2 次鱼，如野生三文鱼、大比目鱼、金枪鱼、鳕鱼、鳎目鱼、鲈鱼、虾、龙虾、扇贝或螃蟹都是健康的选择。要记住的是，养殖鱼的脂肪总量和 ω-6 脂肪酸含量要比野生鱼高。大型的掠夺性鱼类，如鲨鱼和剑鱼体内汞含量要高于小型的鲑鱼或鳎目鱼，吃这些鱼太多也会增加血液中汞的水平。如果不喜欢吃鱼的话，也可以选择鸡肉和瘦牛肉，这些食物都富含保护心脏和大脑的 ω-3 脂肪酸。

92. 少吃为什么能起到"神经保护"的作用

流行病学研究显示，根据全球人类食物摄入量结合城镇居民的调查数据进行队列分析，结果表明低热量膳食可降低人类患老年痴呆、脑卒中等疾病的危险性且预后较好。

热量限制对神经元的保护作用体现在以下几个方面：①限食对条件性早老素基因敲除小鼠神经元具有保护作用。②限食对帕金森病模型小鼠多巴胺神经元及运动功能具有保护作用。③限食可保护大鼠海马神经元免受癫痫损伤、改善严重癫痫发作后的学习记忆功能。

热量限制可通过诱导机体产生轻度细胞应激而对大脑产生有益作用。该种细胞应激能够刺激神经营养因子和蛋白伴侣等蛋白质的生成，这些蛋白质增强神经元的可塑性、提高其存活率。热量限制的大鼠、小鼠脑中神经元的氧化应激减轻、细胞内钙稳态增加以及对细胞凋亡的抑制增加。在老年痴呆、帕金森病、亨廷顿舞蹈病、脑卒中等疾病的动物模型上观察到，热量限制可改善神经存活及行为，还能增强突触可塑性进而改善认知能力，而且通过促进干细胞分化产生一种新的神经元以刺激神经发育，因而可增强脑的可塑性与自我修复能力。

实际上，不论摄入的食物是什么，避免摄入过多的热量是老年痴呆预防策略的一个重要部分，也是可避免与体重超重或肥胖相关疾病，如糖尿病、高血压对大脑的不良影响。

93. 增加摄入新鲜蔬菜水果：获取抗氧化物

大多数人存在摄入水果和蔬菜不足的现象，提高摄入量不仅对大脑有好处，对身体的其余部位也有好处，常吃抗氧化剂水果和蔬菜的人患老年痴呆的风险较低。

吃抗氧化食物可以保护大脑免受自由基的损伤，有颜色的浆果如草莓、黑莓和蓝莓均含具有抗氧化作用的多酚。其他含多酚的抗氧化食品还包括葡萄、梨、李子、樱桃等水果，以及西兰花、卷心菜、芹菜、洋葱、欧芹等蔬菜。

荷兰的鹿特丹研究结果显示，高剂量抗氧化剂维生素 E 的膳食摄入与患老年痴呆病的低风险相关。在另一个对超过 8 000 名年龄在 65 岁及以上志愿者的大规模欧洲研究中，水果和蔬菜的每日消费量与患老年痴呆的可能性成反比。

营养学的科学家采用一种标准测量的方法来确定食物的抗氧化能力，氧自由基吸收能力 (ORAC) 的得分可以用来衡量食物所具有的防止脑神经细胞受自由基破坏的能力。

下列图表是常见水果和蔬菜的抗氧化能力。

具有抗氧化作用的蔬菜

名　称	抗氧化能力（每 100 克的 ORAC 单位）
大蒜（生）	5700
红甘蓝菜（卷心菜）	2500
地瓜（甜薯，带皮烘烤）	2100
西兰花（蒸）	2100
甜菜（生）	1800
萝卜	1700
菠菜（生）	1500
红洋葱（生）	1500
黄洋葱	1200
长叶莴苣	1000

具有抗氧化作用的水果

名　称	抗氧化能力（每 100 克的 ORAC 单位）
蔓越莓	9100
西梅（干梅子）	8100
梅子	7600
黑莓	5900
覆盆子	5100
蓝莓	4700
石榴	4500
草莓	4300
苹果(澳大利亚的绿苹果）	3900
葡萄干	3400
杏干	3200
苹果（嘎拉果）	2800
桃子	1900
牛油果	1900
橘子	1800
红葡萄	1800
梨（红啤梨）	1700
葡萄汁	1600

94. 核桃补脑"以形补形"

核桃仁为胡桃科植物落叶乔木胡桃果实的果仁，药性甘、温，归肾、肺、大肠经，具有补肾温肺、润肠通便的功效。《开宝本草》中言明："食之令人肥。润肌黑发。"可用于治疗肾阳虚衰，腰痛脚弱，小便频数，肺肾不足，虚寒喘咳，肺虚久咳、气喘，肠燥便秘。此外，核桃还与杏仁、腰果、榛子并称为世界著名的"四大干果"，含有丰富的营养素，包含脂肪油、蛋白质、碳水化合物以及人体必需的钙、磷、铁等多种微量元素和矿物质，具有"万岁子""长寿果""养生之宝"的美誉，常吃核桃还可以减少患抑郁症、乳腺癌、糖尿病的概率。不过核桃不可贪多，一日五六颗足矣，且阴虚火旺、痰热咳嗽以及便溏者不宜食用。

核桃是一种营养价值非常高的坚果，含有丰富的多酚和维生素 E 抗氧化物质，在坚果中是抗氧化性最强的一种。此外，核桃中脂肪、蛋白质含量也很高，每 100 克干核桃中含约 58.8 克脂肪，14.9 克蛋白质，钙 56 毫克，磷 294 毫克，锌 2.17 毫克，维生素 E 43 毫克，碳水化合物 6.1 克。核桃的蛋白质是优质蛋白质，包含人体所必需的 8 种氨基酸。

国内外各项研究均表明，核桃中丰富的营养元素有助于改善睡眠、缓解 2 型糖尿病、保护肝脏，并对预防脑卒中、前列腺癌以及心脑血管疾病等有一定的功效。

从各项研究来看，核桃中油脂的主要成分是亚麻酸、亚油酸等不饱和脂肪酸。亚麻酸、亚油酸等不饱和脂肪酸与构成大脑组织细胞的脂肪结构相同，具有调节血压、软化血管、促进新陈代谢等作用。而 ω-3 多不饱和脂肪酸对于神经系统有重要作用，可保护多巴胺能神经元、增强大脑活力，对胎儿及婴幼儿大脑发育具有很强促进作用，核桃也因此被称为"天然脑黄金"。此外，核桃中的维生素 E 和多酚类物质可以减少大脑的氧化损伤，起到良好的抗氧化作用，可能会延缓大脑衰老及认知退化。各种研究证明，核桃确实对于大脑有相当的益处，可以满足大脑营养需求，延缓衰老，减少一些疾病的发病风险。

核桃 + 芝麻，每天吃一点，可补脑益智、强身健体、乌发生发。

【材料】核桃仁、黑芝麻各 200 克。冰糖或白砂糖 50 克（可根据个人口味加减）。

【做法】将黑芝麻、核桃仁分别炒熟，放凉；将黑芝麻、核桃仁、糖全部倒入打磨机内，打碎至粉末，取一密封罐，将打好的芝麻核桃粉密封保存，每日取 1～2 勺食用。

黑芝麻为胡麻科植物芝麻的成熟种子，药味甘、性平，归肝、肾、大肠经，具有补益肝肾、润肠通便的功效。《神农本草经》中言黑芝麻"主中伤虚羸，补五内，益气力，长肌肉，填脑髓"，可用于治疗精血亏虚，头晕眼花，须发早白，肠燥便秘。它还具有很高的营养价值，富含脂肪油、植物蛋白、氨基酸、磷脂、糖类、木脂素、植物甾醇及十余种微量元素，有抗衰老、降低胆固醇、防治动脉硬化、降低血糖的作用，且老少皆宜。

预防是最好的治疗　远离老年痴呆

小贴士：

老年人适宜多吃的食物

老年人应多进食含维生素 C、维生素 E、胡萝卜素和富含微量元素硒的抗氧化食品，含维生素 C 较多的食物有柑橘、柚子、鲜枣、香瓜、绿花椰菜、草莓等；含维生素 E 较多的食品有麦芽制品、葵花子油、甜杏仁等；含有胡萝卜素的食物有胡萝卜、甘蓝、菠菜等；含硒较多的食物有洋葱、卷心菜、海鲜等。鲜豌豆、豇豆、紫苜蓿嫩芽内，都含有较多的过氧化物酶，也能对抗自由基。此外，一些发酵食物如发面馍、酿造醋，也有益于延缓脑衰老。

忌甜食过量，因过量的甜食会降低食欲，损害胃口，从而减少对蛋白质和多种维生素的摄入，进而导致机体营养不良，影响大脑细胞的营养与生存；忌食含铝食品，比如加入明矾的油条、含铝的膨化食品；忌酗酒，酗酒极大损害了身体，加快脑萎缩。

核桃： 含丰富的不饱和脂肪酸——亚油酸，有利于大脑健康。

芝麻： 补肾益脑、养阴润燥，对肝肾精气不足、肠燥便秘的老年人最适宜。

莲子： 养心安神，益智健脑，补脾健胃，益肾固精。

花生： 常食可延缓脑功能衰退。

大枣： 养血安神，补养心脾，对气血两虚的老年人较为适宜。

桑椹： 补肾益肝，养心健脾，对肝肾亏损、心脾两虚的老年人尤为适宜。

松子： 补肾益肝，滋阴润肺，对肠燥便秘、干咳少痰的老年人尤为适宜。

山楂： 活血化瘀，富含维生素 C，适于健康老年人或高血脂、糖尿病的患者。

鱼： 富含优质蛋白质，有利于大脑健康。

此外，桂圆、荔枝、葡萄、黑木耳、山药、蘑菇、海参等，对老年人均有益。

95. 咖啡：每天一杯远离痴呆

来自瑞典的大规模流行病学研究报告认为，每天喝 3 杯咖啡可以降低老年痴呆风险达 65% 以上。每天喝咖啡也降低了患帕金森病和糖尿病的风险，这两种与年龄相关的疾病可增加患阿尔茨海默病的风险。

咖啡因对心理作用的短暂效应既有积极的作用，也有消极的作用。咖啡因可以使人们更加警觉，能提高注意力和增加愉悦感，饮用咖啡后，学习和回忆功能也有一时的改善。但太多的咖啡因可以使人易怒和焦虑并导致失眠，尤其是晚上饮用。

许多食物和饮料都含有咖啡因。一杯 200 毫升的冲泡咖啡含 100 毫克咖啡因，一罐碳酸可乐含 45 毫克咖啡因，一杯茶含 40 毫克咖啡因，一支巧克力棒约含 10 毫克咖啡因。

那些对咖啡因特别敏感的人应该记住：午餐后的一杯浓咖啡也会影响晚上的睡眠质量。此外，随着年龄的增长，人体对咖啡因会变得更敏感，有些人为了享受咖啡的香味而喜欢在下午喝无咖啡因咖啡。

96. 食物香料有益于脑健康

香料和草药为食物增添了色彩和香味。虽然烹饪时通常只加入少量香料作为调味，但它们具有抗氧化和其他有利于健康的作用。例如，大蒜具有降低胆固醇水平和降低血压的作用，生姜可以减轻患者的疼痛，有些草药和香料还具有抗癌作用。

科学家最近研究了胡椒碱——黑胡椒中的主要抗氧化活性成分。短短 2 周后，胡椒碱不仅提高了携带阿尔茨海默病基因实验小鼠的记忆功能，同时推迟了小鼠大脑海马区域的神经变性。

抗氧化香料

名　称	抗氧化作用（每半盎司 ORAC 值）
牛至（干，又名小叶薄荷）	25000
肉桂粉	18800
姜黄粉	18200
香草豆（干）	17500
欧芹（干）	10500
罗勒（干）	8700
小茴香籽	7700
咖喱粉	6900
生姜粉	5600
黑胡椒	4900
辣椒粉	3400

97. 如何在日常生活中锻炼脑力

临床研究显示，老年人长期坚持锻炼脑部功能，是延缓大脑衰老的最佳方法。例如，经常进行数字练习、听音乐等，都能有效缓解老年痴呆的症状。尤其是老年人出现记忆丧失、时间和地点定向障碍、理解力或合理安排事务的能力下降等情况时，就更应该注意脑的锻炼。

用手指分辨硬币 随时在口袋里放几枚不同面值的硬币，没事时拿手指的指尖去尝试着分辨，这样可以刺激大脑皮质，从而挖掘出大脑隐藏的一些能力。

敲打头皮 头皮上有丰富的血管网，适度敲打头皮，可增进头皮血液循环和改善颅内循环。每日梳头时，用梳子带刺的一面轻轻击打头前正中发际部，击打力度根据自身承受力而定，以头皮微痛为宜。每天早晚各 1 次，每次 5 分钟。另外，还可以用手指按揉头皮，以促进颅内血液循环。

活动手指 手特别是手指终端分布有许多末梢神经。活动手指可以直接刺激脑细胞，阻止和延缓脑细胞的退化。活动手指的方法很多，比如喝水的时候，用双手捧住杯子，在手中来回转动，或转山核桃、系绳头等。除此之外，平时可以多做手指保健操，以增强对脑部的刺激。

旋转舌头 舌神经与大脑相连，经常旋转舌头，可间接对大脑进行刺激。每天早晨刷牙后，舌头在口腔内旋转 5 次，然后将嘴巴张开，舌头轻轻地伸出停留 2 ~ 3 秒，反复练习 5 次。或用右手食指、中指与无名指的指尖，在左耳下边至咽喉处，每天早晚上下搓擦 30 次。

98. 多用脑、好心态可以保护大脑

"活到老，学到老"，不断学习，不仅可以增长见识，还能锻炼大脑功能，有效预防老年痴呆的发生。

多参加社会活动老有所为 随着社会生活的丰富，社交平台越来越多，智能手机和平板电脑等互联网设备的用户界面越来越友好，操作难度越来越低，现在有越来越多的老年人成为社交媒体和在线论坛的忠实用户。在虚拟世界里，用户平等的原则更能实现老年人的社交愿望，对于那些丧偶的独身老人来说，在微博和微信这样的社交媒体上与家人、朋友和其他人互动还有助于他们消除孤独感，释放压力。

学习多种语言　学习和掌握多种语言可以延缓和预防老年痴呆，这是许多研究得出的结论。多数研究结果表明，使用两种或更多语言的人较不容易患老年痴呆。这是因为大脑里有一块被称为前额皮质的区域，它能直接影响决策能力，而学习外语可提高这块区域的功能。早年间的大学教育可以增加认知水平，在老年期间受到教育结果也是相同的。因此，对于中老年人来说，在平时空闲时间不妨静心学习一门或多门外语。

培养一种兴趣爱好　不管是青年人还是老年人，都可以培养自己的兴趣爱好，如跳舞、下棋、练书法、演奏乐器、玩填字游戏、打太极拳等，也可以多读书、看新闻、看报纸、看杂志、参观各种博物馆、旅游、与其他人交流等，只要经常动脑，就有助于预防老年痴呆的发生发展。

调整心态明确定位　老年人退休之后，社会地位、经济能力等可能会与以前有较大差别，学会接受和适应是摆在老年人面前的一个重大课题。为此，老年人应主动适应生活和心理上的变化，多参加社会活动，保持自己的社会活动能力，避免出现"饱食终日，无所用心""老而无用"等不良情绪。同时，老年人应以平和的心态去对待和处理自己的事情。儿孙自有儿孙福，不过多干预和操心子女的生活，也有利于保持情绪稳定。郁郁寡欢是导致老年痴呆的一个重要因素，经常保持良好的情绪和积极的心态可以有效预防痴呆的发生。

主动寻求子女和亲友的关心　老年人，尤其是独居的老年人往往会感到孤独，子女的冷落也可能让父母"闷出"老年痴呆来。这个时候，老年人应主动寻求子女和亲友的关心，正确表达自己的情感诉求，也可以多参与集体活动，通过丰富的活动和人际交往来改善自己的不良情绪。

99. 锻炼说话流畅度是简便有效的健脑法

经常说一说绕口令，不仅可以帮助老人锻炼语言咬字能力和说话流畅度，增强老人的记忆力，还能培养老人的反应能力。另一方面，绕口令一般字音相近，极易混淆，要想念得既快又好，没有快速的思维、良好的记忆、伶俐的口齿，是很难做到的。经常说绕口令，可以使老人头脑反应灵活、用气自如、吐字清晰、口齿伶俐，避免口吃，更可作为休闲逗趣的语言游戏。

绕口令是老人语言训练最简单最方便的好教材，但在练习过程中，要注意把握好三个原则。

循序渐进　学说绕口令要坚持循序渐进，要有耐心，不要急于求成，学的时候要一步步来，可以采取分解法把每一个字音都念得准确无误，把每一句话都说得清楚连贯，然后再逐渐加快。老人学说绕口令就是练唇舌、练记忆、练思维。如果一味求快，则会增加心理压力。

整体协调　同音异调、字音相近、叠字重句是绕口令的鲜明特色。吐字清晰、发音准确是练习绕口令的重要要求。说绕口令需要唇、舌、口等器官的整体协调性。长期练习会感到枯燥乏味，儿孙们可充当老人的教练，多抽时间陪老人练习绕口令。对老人的口、唇、舌、喉等部位进行分类练习，促进各部位的灵活性。要多鼓励老人，使老人在舌头部位、嘴唇形状、口腔开闭掌握一定技巧，真正使发音更准确，练习更高效。

坚持不懈　要想取得良好的效果，学说绕口令一定要坚持不懈，不能半途而废，每天练习不要少于半小时，大于 1 小时最佳，上午和下午可以分开时段来练习。街坊邻居也可以坐在一起练习，通过相互纠错的方式，使吐字发音更准确清楚，这样也会激发彼此的兴趣，增强自信心。

100. 长期吸烟会让人变笨变傻

　　烟草流行，是目前我国所面临的最为严峻与亟待解决的公共卫生问题之一。2015 年，我国烟民已达 3.16 亿人，吸烟者总数位列世界第一位，同时青少年吸烟者总数亦位列世界首位。根据《中国青少年烟草调查报告》数据显示，我国约有 940 万名青少年曾经尝试使用过烟草制品，其中 30% 的学生如今已成为烟草的使用者。

　　国外有研究认为，对于青少年，无论近期有无吸烟，吸烟者的工作记忆准确性都会受到损害，且开始吸烟的年龄越小，认知功能表现越差。长期吸烟尼古丁会引起大脑皮质、中脑与海马区域的细胞数量减少以及细胞体积发生改变，最终导致认知功能的降低。

　　近日，中日医院烟草病学与戒烟中心团队以北京市 3 所职业学校的学生为研究对象，探讨了吸烟对职业学校学生认知功能的影响。研究发现，吸烟不利于学生的心算推理能力、短时注意力与执行功能；尼古丁中重度依赖者总体执行功能异常与思想行为障碍的程度，比轻度依赖者更加严重；吸烟者开始吸烟年龄与记忆能力有相关性，开始吸烟年龄越早记忆能力表现越差。

对于中老年人，吸烟同样不利于他们的认知功能。一项研究发现，吸烟可以导致中年人群词语记忆能力的快速下降以及视觉搜索速度的减慢，并且认知功能的下降在每天吸烟量大于 20 支的吸烟人群中尤为明显。对于老年人而言，亦是如此，认知功能下降的程度与吸烟量、烟龄呈正相关：吸烟量越多、吸烟时间越长，认知功能下降程度越严重。老年人长期吸烟还会引起老年痴呆的发生。

经典绕口令

吃葡萄

吃葡萄不吐葡萄皮儿，不吃葡萄倒吐葡萄皮儿。

八百标兵

八百标兵奔北坡，　炮兵并排北边跑，

炮兵怕把标兵碰，　标兵怕碰炮兵炮。

有个小孩叫小杜

有个小孩叫小杜，　上街打醋又买布。

买了布，打了醋，　回头看见鹰和兔。

放下布，搁下醋，　上前去追鹰和兔。

飞了鹰，跑了兔，　洒了醋，湿了布。

喇嘛与哑巴

打南边来了个哑巴，腰里别了个喇叭；

打北边来了个喇嘛，手里提了个獭犸；

提着獭犸的喇嘛要拿獭犸换别着喇叭的哑巴的喇叭；

别着喇叭的哑巴不愿拿喇叭换提着獭犸的喇嘛的獭犸。

不知是别着喇叭的哑巴打了提着獭犸的喇嘛一喇叭；

还是提着獭犸的喇嘛打了别着喇叭的哑巴一獭犸；

喇嘛回家炖獭犸，哑巴嘀嘀哒哒吹喇叭。

101. 为什么失眠会严重损伤智力

　　成年人的大脑每天要产生大约 7 克的蛋白质废物。对于每个器官来说，清理出废物和得到输送来的营养物质具有同等重要的作用。但是，在大脑里并没有排泄废物的淋巴系统，那么大脑如何清理废物是个一直困惑神经学家的问题。

　　研究人员很早就知道，脊髓和脑动脉、静脉血管间存在着空隙，这种空隙就是围绕着动脉和静脉血管的圆环形管状隧道构成的两个网络，这两个管状隧道网络的内壁是动脉和静脉血管的外表面。星形胶质细胞是头部神经系统细胞的支持细胞，这两个管状隧道网络的外壁是由星形胶质细胞的扩展状末端足组成的。在过去，由于没有能用来观察动物脑组织活动的仪器，没有人知道这两个管状隧道网络到底有什么用处。

　　由于小白鼠的脑结构和人的脑结构特别相似，用人工办法迫使小白鼠的大脑产生蛋白质聚集物能重现老年痴呆。2012 年，美国罗切斯特大学的内德哥德和戈德曼开始研究，头脑是否能利用这两个管状隧道网络排泄废物的问题。他们用注射有色化合物使脑脊髓液染色和显微技术结合对小白鼠的脑组织内部进行深度成像研究。研究者观察到，在麻醉状态下，来自颅骨和脑组织之间蛛网膜下腔的脑脊髓液受动脉血流的推动，带着蛋白质废物和废液沿着动脉血管周围的管状隧道网络流动。之后，通过星形胶质细胞扩展进入星形胶质细胞间的空隙，并继续进入静脉血管周围的管状隧道网络。接着，脑脊髓液就随着静脉血流流到颈部。然后，这样的脑脊髓液进入淋巴系统，混入其他器官排泄的废物从淋巴系统进入血液，再随血流经过肾脏处理后排出体外。在证实头脑里有清除废物的完整通道后，研究者把这个通道命名为类淋巴系统。

　　研究证实，在睡眠期间，类淋巴系统的确更明显地从脑内移出 β- 淀粉样蛋白质，睡眠时要比清醒时清除废物的速度快出 2 倍多。由于 β- 淀粉样蛋白质在头脑细胞间积累是引起痴呆症患者发病的原因，如果类淋巴系统发生故障，这种蛋白质废物就会异常积累起来。很多痴呆症患者在痴呆症状变得明显之前睡眠障碍已经持续很久了。流行病学研究已经证明，在中年期就出现睡眠不好的人，他们的认知功能下降的危险增大。

　　《美国国家科学院学报》发表的研究报告中，美国国立卫生研究院的研究者招募了 20 名没有脑病史的健康人，让他们在实验室度过两个夜晚。在一个夜晚中他们可以睡个好觉，在另一晚他们不能睡觉。两晚后的早晨，参与者们接受大脑扫描，

以评估 β- 淀粉样蛋白水平。结果显示，相对睡眠充足，睡眠剥夺与大脑中 β- 淀粉样蛋白水平的显著升高存在关联，并且在对记忆和思维非常重要的区域中出现了这种情况。

102. 常做 9 件事延缓大脑衰老

老化是自然界的普遍规律，大脑也不能除外。然而，只要能够正确认识人的老化过程，坚持科学的生活方式，就能延缓大脑的老化过程，较好地保持大脑年轻状态。

（1）每周阅读一本书。读书和思考对大脑的刺激会使神经突触变丰富，延缓衰老进程。常读书的人具有较高认知储备，大脑衰老时能发挥缓冲作用，减缓衰老速度，使大脑更能抵抗老年痴呆等疾病的发生发展。

（2）每周 2 次 30 分钟锻炼。专家表示，1 周出去 2 次，每次 30 分钟太极拳、快走或其他户外活动，不仅利于大脑血液循环，还对控制胆固醇、调节血压有积极影响。但老年人锻炼一定要量力而行，身体微微出汗即可。运动健脑越早越好，任何年龄开始都不晚。《英国运动医学杂志》近期发表的一项研究发现，一周保证 45 分钟的持续运动，就能提高人的脑力。

（3）多吃抗氧化食物。延缓大脑衰老可多摄入富含黄酮或胡萝卜素类抗氧化、抗衰老食物，例如适量多喝茶，多吃蔬菜瓜果、坚果等，能有效延缓大脑衰老。很多老人为了防治高脂血症不吃肉、蛋黄，这是不对的，肉中含有胆固醇，利于神经细胞髓鞘的形成；蛋黄中有很多胆碱，利于补充大脑所需营养。

（4）把觉睡足。很多人熬夜后发现第二天的精神和体力有所下降。"睡够 7 小时"的说法不一定适用于所有人，睡眠时间可根据自身具体情况进行判定，只要睡醒后有解乏的感觉、身体舒适，便是有效睡眠。

（5）保持乐观心态。心情愉快会影响体内激素水平，使大脑供血、供氧充足。据英国《每日邮报》报道，一本名为《自学练脑》的书中总结了一套各国专家共同研究得出的健脑方法，该书作者之一、英国中央兰开夏大学商学院教授特里·霍尼建议，人们要多和有幽默感的人交往，这不仅能传递积极情绪，"笑"本身也是保持大脑活力的好方法，可以使思维变得更敏捷。

（6）多接触音乐。如果觉得学一门新的语言有些困难，不妨就学习一首新歌吧。记忆新的旋律，记忆不熟的歌词，都能让大脑积极地动起来。美国西北大学研究发现，音乐可以大幅度增强大脑活力。研究人员之一、神经学专家尼娜·克劳斯认为，多接触音乐可以加强大脑的功能。

（7）多回忆回想。回忆可以锻炼大脑的思考和记忆力起到健脑作用。翻出过去的照片、信件，回忆一下当时是什么时间、什么情形、发生了哪些事，深入挖掘脑中所有相关的记忆。此外，睡醒后，经常回想一下自己所做的梦，想想梦中的情节，也能起到类似的作用。

（8）常吃核桃。核桃中含有有益大脑的脂肪酸，可以为脑神经补充营养，防止衰老。另外，黑巧克力也有补脑的作用。英国诺森比亚大学研究发现，黑巧克力中的黄酮类化合物能增加供给大脑的氧气量，提高大脑计算能力，让脑筋转得更快。

（9）"手指操"锻炼脑神经。研究人员曾对做手指操的健康男性大脑做测试，结果发现，其前额皮质（掌控记忆、学习等脑功能）的血流量比平时要多。专家表示，手指操强度小，对场地要求低，建议大家抽空时多练习。

103. 如何应对"日落综合征"

如果发现家里的老人一到傍晚就开始烦躁不安，有时还会莫名其妙地朝邻居发火，看到家里人就骂骂咧咧，这看起来虽然是情绪问题，但是医学上称这个症状叫"日落综合征"或"黄昏综合征"，是典型的老年痴呆表现。此外，"日落综合征"也可能是心脏病、脑卒中等脑血管意外发生的先兆，患者和家属切勿掉以轻心。

日落综合征，最早由美国一些学者提出的概念，用来描述老年痴呆患者在黄昏时出现一系列的情绪和认知功能的改变。例如，情绪紊乱、焦虑、亢奋和方向感消失等，持续时间为数小时或者整个晚上。

日落时分，有的老年人可能会突然发生意识障碍，人变得糊涂起来。这种症状可能是受到环境的影响，尤其是季节交替时节，老年痴呆患者可能出现生物钟错乱，难以适应黄昏的推迟或者提前。再者，傍晚光线不好，患者对周围环境识别能力差，当看到的人或物与白天不一样时，可能会诱发症状。此外，药物或疾病本身也会给老人带来影响。

当遇到日落综合征的情况时，老人出现的"怪行为"很可能是由于大脑急性供血不足而导致的急性意识障碍。虽然很多日落综合征患者是老年痴呆患者，但并不意味着日落综合征患者就是老年痴呆，它也可能是心脏病、脑卒中或老年肺炎等疾病的先兆。

日落综合征对患者的生活起居造成了很大影响，但季节的更替是不可避免的。要避免老人出现日落综合征，可从改善老人周围的生活环境入手。

首先，人为转变光线是个好办法。不但白天要让老年人多晒太阳，到了傍晚时家里要早点开灯，而且灯泡的瓦数应该大一些、亮一些可让老人难以觉察到光线的变化。其次，家属可认真观察患者每天不同时间点的情绪精神状态、体能、思维功能、方向感和认知功能的变化，把患者要完成的事安排在白天。第三，要调整患者的饮食结构和饮食方式。尽量限制其在早上摄入含糖和咖啡因的食品，在下午至傍晚之间增加下午茶餐以补充一些热量。

104. 运动保护大脑

生命在于运动！许多人没有意识到的是，运动不只是对于心脏有保护作用，还对大脑有保护作用。研究显示，每周5天的锻炼运动有助改善心情和提高记忆能力，有助延长预期寿命，并降低未来患老年痴呆的风险。

瑞典科学家发现健康的心血管系统和智力相关联。他们认为可以通过18岁年轻人的健身习惯来预测他们将来的学业成就。2010年美国著名的弗明翰纵向研究报告证实了以往许多研究的结果，适当的锻炼身体可以保护大脑健康。每日轻松的散步，可以降低40%任何种类痴呆的风险。

走路是最安全和最简便的有氧运动之一。每个人每天需要走多少步或走多长时间则取决于他们的基线健康状况、年龄和其他身体因素。但是，依赖于周六和周日的大强度运动还不如平时零敲碎打短时间的有氧训练来得有效。

在一项由18000多名老年女性组成的研究中，美国哈佛研究人员发现每周90分钟或每天大约15分钟的快速步行，足以推迟认知能力下降，并减少患老年痴呆的风险。匹兹堡大学的科学家发现，老年人走路越多他们的认知能力越好、脑容量越大，而且脑容量的增大与老年痴呆的低风险相关。

任何形式的体育锻炼，如园艺、家务、游泳及网球，均可以降低患老年痴呆的风险。当久坐的人开始健身锻炼时，他们大脑中与记忆相关区域如额叶和海马的体积就会逐渐变大。

体育锻炼对大脑有益的最有说服力证据来源于一项针对参加体育锻炼和久坐不

远离老年痴呆
预防是最好的治疗

动的志愿者的研究。美国伊利诺伊大学的亚瑟·克雷默医生和他的同事招募了年龄在 58 ～ 77 岁的志愿者，并将他们分配到步行组或做拉伸运动组。6 个月后，步行组志愿者其大脑中控制空间能力和复杂思考能力的大脑环路的血流量增加，而拉伸运动组的志愿者大脑则没有显示这种改变，虽然拉伸运动是体能训练中必不可少的重要组成部分。克雷默教授的研究结果证明，心血管状态对保持大脑健康的附加价值。其他研究证实，每天 20 分钟的有氧运动就可以提高记忆力，在完成初始体能训练后，即使不能坚持日常锻炼，这种改善的效果还是可以维持一年以上。

105. 运动可以治愈抑郁吗

抑郁症可以分散人们的注意力并削弱人的记忆力，抑郁症状也可以是老年阿尔茨海默病发病的首要症状之一。研究发现，一些抑郁症和焦虑症的症状与老年痴呆患者脑中 β- 淀粉样蛋白斑块和 tau 蛋白神经缠结进展相关。

美国杜克大学的学者就有氧运动训练与抗抑郁剂舍曲林（商品名左洛复）以及安慰剂的抗抑郁效果进行了对比研究。随访 4 个月后，研究者发现在治疗抑郁症方面，有氧运动与左洛复的抗抑郁效果相当甚至比左洛复更好。每周 3 ～ 5 天，每次约 40 分钟中等强度的运动抗抑郁效果最佳。

运动不仅释放脑内啡肽，一种身体内自然的抗抑郁药，同时它也释放大脑递质 5- 羟色胺，5- 羟色胺具有改善心情的作用。当今许多抗抑郁药，比如左洛复或氟西汀（商品名百忧解）都是选择性 5- 羟色胺再摄取抑制剂 (SSRIs)，其通过大脑内的化学反应来增加 5- 羟色胺，一种在抑郁中减少的化学物质的含量。所以阿尔茨海默病预防策略项目中的健康锻炼内容不仅有助于改善记忆，也有助于改善心情。

经过短短几周的锻炼和打网球，或跑 10 千米或做高强度训练的人往往会有愉悦感，这和脑内啡肽的诱导及释放有关，人们会感到兴奋并且头脑清醒。最近研究也表明运动对缓解抑郁症状可能有持久的作用。

106. 因地制宜选择有氧运动

无论是走路、爬楼梯、跳绳、打球、打太极拳还是游泳，目的是让心脏工作得更有力，为大脑提供更多氧分和营养。

走路 无论是在跑步机上走路，还是在人行道或者商场走路，或在沙滩上走路，还是在美丽热带岛屿的海滩上散步，无论是慢跑或爬山，也无论是快走和散步，行走对大脑和身体一样有好处，而且带来损伤风险也小。关键是坚持运动。

走直线预防脑萎缩。人的大脑具有很好的可塑性，也就是说，大脑的结构和功能是可以随着内外环境变化而不断修正和重组的。现代医学提倡的有氧运动，它对大脑有益是因为可以增加大脑的血液循环速度，加速循环的血液可以携带更多的氧气和营养物质到达脑部。

生活中有很多人上了 50 岁就开始抱怨：记忆力下降、手脚没有过去灵活，不少人还出现耳鸣、失眠等症状，这可能与脑萎缩有关。对于有脑萎缩家族史和有轻微症状的人来说，直线走路是一种有针对性的锻炼方式，能促进新脑细胞的增长，保持良好的记忆力。小脑萎缩常表现为经常头晕、步态蹒跚、拿不稳东西、排便困难、反应迟钝等。

脑萎缩患者由于平衡障碍，特别是走路不平衡，严重影响了许多日常功能活动的进行，因此平衡的康复训练对于有平衡障碍的患者显得尤为重要。直线走路就是一种比较好的站立平衡练习方式。

具体锻炼方式是，开始可以在平衡杠内练习向前向后行走，或靠墙做向前向后移动，然后练习沿直线上行走，随着这种直线走路锻炼的逐步完成，还可以做进一步加深的练习，如在行走中突然止步、转体、拐弯及跨越障碍。步行能力大大提高后，还可加快行走的速度，以提高平衡能力。

需要提醒的是，运动不可过量。应根据自身的状况调整运动负荷，关键要把握好运动强度，除了心率保持在适当范围，还要有强烈的时间概念，一般这种直线走路每次的运动时间在 30 ～ 60 分钟为宜。发生脑萎缩，还应尽早及时地干预治疗，防止病情加重。脑萎缩的治疗原则是早发现、早治疗，这样容易取得较好的疗效。

骑自行车 估计每 3 个 65 岁或以上的老年人中就有一个人存在膝关节或脚踝关节疼痛的情况。中老年人可选择骑自行车来进行有氧运动。自行车轮的旋转运动不仅提供有氧运动，同时可以锻炼膝关节。室外骑自行车可以与大自然接触，呼吸新鲜空气。骑车请勿忘戴头盔，避免骑车摔跤时头部受伤，以降低患老年痴呆的危险。如果当天气候或当地路况不宜户外骑车，可以选择室内固定自行车。

游泳 游泳既能锻炼到身体的每一块肌肉，也有助于提高心脏输出量。游泳不是负重锻炼，因此对关节损伤的人来说也是最为理想的锻炼方式。

球类运动　足球、篮球、排球和网球、壁球等运动是锻炼身体的最好活动之一，不仅达到了有氧锻炼的目的，也锻炼了大脑中控制手眼协调、运动和平衡的三大区域，打乒乓球也可达到类似效果。

做家务和健康一举两得　流行病研究发现，擦玻璃、拖地、清洁卫生间的浴盆，扫院子里的落叶、扫地、爬楼梯、清扫阁楼等都是很好的运动。

跳摇摆舞　跳舞将身体活动与情感刺激、感观刺激、社会交往及运动协调结合在一起——科学家称它为丰富的环境条件。与刚会跳舞的人相比，经常跳舞的人脑扫描结果显示其控制运动的大脑区域的神经回路增强，神经的可塑性也增强。德国鲁尔大学的科学家调查发现，在 65 岁以上的人群中对比没有跳舞爱好的老年人，有 17 年业余跳舞历史的老年人的认知、运动和感知能力更好。

遛狗　美国密苏里大学兽医学院的研究员发现，最简单的运动方法是养一条狗，养狗可以督促人们每天出门散步遛狗并坚持下去。毕竟，狗是需要到户外活动和撒欢的。

购物　购物其实也是一项体育锻炼。在店铺之间闲逛，大脑活动从搜索超值商品到选择颜色款式、计算折扣等，都可以锻炼和活跃与记忆、规划、视觉和空间等技能相关的大脑区域。

107. 力量和耐力训练有助于提高认知功能

举重可以构建大脑"肌肉"。健美运动员通过举大杠铃来塑造体型和使肌肉强壮，尤其是二头肌、腹直肌更强壮、更有力。最新的科学证据也证实，这种力量和耐力训练也助于大脑健康。

英属哥伦比亚大学开展了一项针对老年女性的研究，特丽莎·刘-安布罗斯医生发现练习举重的老年人比那些只做拉伸运动的老年人具有更好的认知能力。力量训练似乎改善了大脑额叶的复杂推理和注意技能。举重通过增加心脏的工作效率来增加大脑血供，同时举重可以锻炼注意力及学习新技巧，这是在跑步机上跑步及做拉伸运动所不能提供的。

耐力和力量训练不仅保护大脑健康也可使肌肉强壮，还能促进骨骼密度，降低骨质疏松症的发生。随着年龄的增加，骨骼的脆性会增加，跌倒或外伤后更容易导致骨折。力量训练有助于稳定血糖水平，预防或控制糖尿病。大多数人认为举重是一种为年轻的、健壮的和"硬邦邦"肌肉的运动员准备的运动项目，但研究表明，老年人甚至 80 岁的老年人也可以从举重这个运动项目中受益。

在不同的年龄段，重要的是训练对抗肌群的力量，比如二头肌和三头肌，减少受伤的风险。开始举重训练时，先从轻量开始，随着肌肉力量的增加，增加重复举起的次数和增加举重的分量。为避免伤害要设置合理的训练目标。

负重运动　自由重量级训练可以从多角度来训练肌肉，有助于针对性训练特殊肌群。在教练带领或者有经验的人指导下的锻炼，可以保证动作正确和减少损伤，也有助提高控制、协调、平衡能力。如果在健身房锻炼，现在多数举重设备可以监控锻炼者的举重动作及纠正姿势。当然如果有教练在旁边指点也可以提高举重训练的效率和减少运动损伤的风险。

阻力和静力训练　又称"等长训练"。在药店或体育用品商店均可购买到用于锻炼上半身和下半身肌肉群的不同弹性的拉力绳。如果没有拉力绳，可以将身边的绑带两股或多股卷起来，使自制的拉力绳更加结实，能承受锻炼强壮之后对绳的拉扯动作。弹性拉力绳重量轻，易于折叠安放，即使在旅行中也可以坚持锻炼。站在拉力绳中间点位置，做弯举动作时可以锻炼二头肌，外展伸直手臂可以锻炼肩部肌肉。把拉力绳放在背后，双手交叉上举拉力绳的两端，则可以锻炼三头肌。

108. 6 个小动作改善记忆力

架高双腿　部分老年人记忆下降是由血氧不足所致。经常高架双腿可以加速下肢血液向心脏回流，通过肺循环，在肺泡内实现氧交换，流向全身的组织和器官，大大提高组织内的氧含量。架高双腿很简单，可以半卧或平卧在床上，将双腿抬高，放在高过心脏位置的床头或椅背上，每天 3 次，每次 10 分钟。平时也可以把两腿跷在椅子或者桌子上几分钟。

摇头晃脑　摇头晃脑可活动颈动脉，不但能增加大脑的血氧供应，还有助于减少脂肪在颈动脉血管沉积的可能。具体方法是：取直立体位，两手下垂，头缓缓抬起，仰视角尽量达最大限度，保持这种姿势 15 秒钟左右；然后转颈、前俯、后仰，或用空拳轻轻叩击头部。

十指梳头 手指与大脑相连的神经最多，通过运动手指，可以有效刺激大脑，延缓脑细胞死亡时间。动作很简单，伸伸手指和蜷缩手指交替进行，或者左右手交替按摩指尖，也可经常用手转转健身球。平时练习十指梳头，可改善头部血液循环功能，有助于提高记忆力，延缓大脑衰老。

咬牙叩齿 可用中等力度使上下齿叩击，也可把上下牙齿紧紧合拢，咬紧时加倍用力，放松时也互不离开，每次做数十下。咬牙叩齿可使头部、颈部的血管和肌肉、头皮及面部有序地处于一收一舒的动态之中，能加速脑血流循环，使已趋于硬化的脑血管逐渐恢复弹性，大脑组织血氧供应均充足，既能消除因血流障碍造成的眩晕，还有助防止发生脑卒中。

运舌 古代医家十分推崇，也称为"揽海"。中医学认为，舌根为肾的反射区，肾主骨生髓，通于脑；肾气通于耳，肾又是藏精和蒸化水分从膀胱排泄的脏器；命门的真火盛衰，又与大便的排泄有关，所以肾又开窍于前后二阴。经常咬舌、运舌可以间接对大脑进行刺激，健脑、醒脑，防止大脑萎缩，还有强肾、美发、聪耳、通二便的功效。

咬舌、运舌具体怎么做呢？咬舌不拘时间，随时随地都能咬，不要过度用力咬破舌头即可。运舌可以每天对着镜子左右、上下、伸缩、顺时针、逆时针做舌头运动。持之以恒，老而不衰。

这里介绍一种简单易学的防止脑萎缩的锻炼方法：一边转动舌头，一边向后跨步走。转舌时，先令舌头在口腔里顺时针转动 5 次，再逆时针转动 5 次，如此顺、逆时针交替进行。向后跨步时，两眼要平视前方，集中精力，后跨左步时，身体重心落在左脚上，后跨右步时，身体重心落在右脚上，左右脚有规律地交替进行，步速一般控制在每分钟 70 步左右，步幅保持在 80 厘米左右，同时胸部要保持稍向前倾的姿势，腰部以下随着腿脚的后跨也迅速向后移动。

练习时应注意以下几点：①最好选择一条比较平坦的道路。②练习前要做一些简单的腰、腿部准备活动，以防扭伤。③每后跨一步，落脚要稳，以防跌倒。

舌神经与大脑相连，经常转动舌头，可间接地对大脑进行按摩刺激，能促进脑细胞的增长，预防大脑萎缩。后跨步时胸部、腹部、腿部及全身关节、肌肉产生相应运动，促进了全身血液循环，同时也可锻炼小脑对方向的判断和对人体的协调功能，而小脑控制人的平衡功能，经常锻炼平衡能力可预防小脑萎缩。

慢跑 研究发现，慢跑可以持续刺激大脑创造新的神经细胞生成以及脑内血管的健康运转。老年人慢跑应量力而行，可以每周慢跑、快走 5 次，一次半个小时。

指尖运动健脑力

按照中医理论，手指和经络是相通的，从大拇指到小拇指依次与人体的肺、大肠、心包、三焦、心脏和小肠相对应，而且还集中了其他重要穴位。

"心灵手巧"常形容一个人聪明能干。全方位活动手指不但能够疏通经络，还可有效地开发脑细胞，其中，让手指快速地在桌上"行走"就是一个不错的选择。

国外流行的指尖运动"手指滑板"，以手指代替双脚，按在和食指差不多大小的微型滑板上进行练习。初学者一般在桌子上练习简单的前进后退，等手指可以轻松操控指板滑板的时候，就可以尝试飞越一支笔、一把尺子，甚至跳过一本书、一个纸杯而不让手指滑板掉下来。

手指走路的方法灵活多样，既可以像螃蟹一样横着走"一"字，也可以走"米"字、"八"字，还有"★"形、"S"形路线等。每天早晚8时左右是人头脑最清醒、记忆力最好的时候，也是练习手指操的最佳时机。每次练习 15 ~ 20 分钟，就可以增加大脑的血流量，激活一些处于睡眠状态的脑细胞，训练大脑的协调功能。

手指操分解动作：

（1）双手五个手指依次对应敲击。

（2）双手食指、中指、无名指、小拇指依次敲击该手的大拇指。

（3）双手五个手指交叉抱拳。

（4）双手五个手指依次伸出再依次收回。

这 4 个简单的手指动作，每个动作每天做 20 遍，持之以恒可以帮助锻炼脑神经。

109. 预防老年痴呆别让铝过量

到目前为止，老年痴呆的发病机制仍不清楚，也没有有效的早期诊断方法，一旦患者出现典型临床症状而确诊时则处于相对晚期阶段，意味着患者已经失去了最佳治疗时机。因此，对于老年痴呆预防永远强于治疗。

除了遗传因素，大脑损伤、动脉硬化等可能诱因外，科学研究已证实，铝是老年痴呆症的重要诱因。铝在大脑中可促使大脑萎缩和神经元纤维变性，对老年痴呆症患者的尸体解剖发现，其脑皮质中铝含量超标 25 倍以上。因此，老年人要尽可能限制铝的摄入。

在日常生活中，很多人都知道添加了含铝的食品添加剂（如膨松剂）的食品要少吃，比如油条、粉丝、膨化食品等。此外，也尽量不要使用铝制厨具；不食用过期的罐头食品，因为许多罐头食品外壳用铝制成，特别是过期的、有破损或假冒伪劣品中含铝量严重超标。

除了饮食中可能摄入铝过量外，老年人往往患有慢性病需长期服用药物，有些药物也是含铝的，如治疗胃病的抗酸剂、胃黏膜保护剂等药物中就含有铝元素，代表药物有硫糖铝、氢氧化铝凝胶、铝碳酸镁和碱式碳酸镁铝等。它们具有解痉止痛和抗酸作用，用于治疗慢性胃炎、消化性溃疡等。

临床研究表明，这些胃药中含有的铝元素可通过胃肠道黏膜吸收入人体内。许多老胃病患者即使服用常规剂量，每天摄入的铝也有 100 多微克，正常人体排泄量只有 20 ～ 30 微克，而铝对于人体是"极微量元素"，人体每天只要几微克就足够了，多余的铝元素就蓄积在体内。久而久之，当铝含量超过一定的阈值，就会导致慢性铝中毒，日积月累，为今后诱发老年痴呆症埋下隐患。因此，为避免铝元素的蓄积作用，以及对人体的毒害作用，一般情况下，含铝的药物用药不可超过 2 个月，老年人更应慎用。

对于必须长期应用含铝药物者，使用时一定要遵医嘱，不可擅自长期超剂量服用。平时应多饮水，多食新鲜果蔬，多吃绿豆粥，可在一定程度上加速铝元素的排泄，减少在体内的蓄积。

110. 内养精气神可防老年痴呆

中医学认为，内养精气神可以有效地预防老年痴呆症。那么，怎么样才能做到内养精气神，达到精足、气裕、神充，从而有效地预防痴呆呢？

保精 中医学特别强调节欲保精，认为肾精的盛衰直接影响脑髓的充盈和发育。若肾精亏损，髓海空虚，脑失其养，则判断、识别、运算等功能衰退，久则发生痴呆。这说明精气的盛衰与痴呆的发病有着密切的联系，只有注意节欲保精，养精蓄锐，才能保持精气充沛，不为病邪侵扰。对于肾精亏虚的老年人，可适当选用补肾药物进行预防性治疗，以使肾精充足，精足则脑健，从而积极地预防痴呆的发生。

一代药王孙思邈在其养生"十要"中专门谈到房事，一方面孙思邈认为精满自溢，和谐的夫妻生活既能增进感情，也能促进新陈代谢，并非对身体不利。另一方面，又引述彭祖之说"上士别床，中士异被，服药百裹，不如独卧"，奉劝人们对待房事务必做到适度和节制。

养气　这里所说的"气"，是指由肾中精气及脾胃运化而来的水谷之气和肺吸入的清气所构成。它流行于全身各处，对人体的生理功能起着推动、温煦、防御、固摄、气化作用。养气就要保持良好的生活习惯，饮食有节，起居有常，坚持锻炼，豁达开朗，从而使气体畅通、正气长存，使各个脏腑、经络及其他组织器官在充足气的推动和温煦下，良好地发挥功能，以免脑功能降低，记忆力减退引起痴呆。

调神　这里的"神"是精神活动。若精神失常，情志波动，必然使人体气机逆乱，阴阳失调，气血运作失常，造成精神抑郁，久则成痴呆。中医学很讲究养心调神，主张"恬淡虚无""精神内守"，人们若能修身养性，淡泊名利，宽以待人，不动怒，不怀恨，经常保持心情舒畅，并适度参加一些运动，则可有效预防老年痴呆的发生。

读者笔记

7
CHAPTER

第七篇

咨询：有问必答

◎ 记性越来越差是老年痴呆吗

◎ 我妈是记性不好还是老年痴呆

◎ 老年人常常发呆是病吗

◎ 减重与记忆能力增加有关系吗

◎ 厨房铝制品用具有害吗

◎ 选择何种运动方式好

111. 记性越来越差是老年痴呆吗

问：我老伴今年72岁，最近感觉他记忆力变得越来越差，有时情绪低落，沉默不语，请问这是不是早期老年痴呆的症状？

答：老年性痴呆，医学上叫作"阿尔茨海默病"，简称AD，以逐渐发展的记忆力减退为主要症状，而很久以前的事情却还记忆犹新，也因此给人留下记性没问题的印象。目前全世界尚无根治老年痴呆的药物，但尽早使用对症治疗的药物，部分患者的病情进展速度会减慢。识别老年痴呆的简单方法大概有：

记忆障碍　记忆力日渐减退，影响日常生活和工作，尤其对近期发生的事物遗忘是老年痴呆早期最常见的症状。如炒菜放两次盐，做完饭忘记关煤气等。

无法胜任原本熟悉的事务　曾经擅长的事情变得棘手，如数学老师加减数字常出错、出租车司机容易开错路、餐馆的厨师炒菜却会走味等。

语言表达及理解困难　经常忘记简单的词语，或者无法正确说出东西的名字，说的话或写的句子让人无法理解。

丧失时间地点概念　出门常迷路，记不住日期，甚至分不清楚白天和黑夜。

判断力变差和警觉性降低　花很多钱去买根本不值钱的东西，或者吃已经不再新鲜的食物，甚至会横冲直撞地过马路。

抽象思考和执行困难　常常不能按照要求完成事情，如不会加减运算、不知道钥匙可以开门、不会使用电器等。

东西摆放错乱　总把东西放错地方，如水果放在衣柜里，衣服放进冰箱里，将熨斗放进洗衣机里等。

性格改变与情绪异常　无缘无故出现情绪涨落，或者情绪变得淡漠、麻木，有些患者甚至会有妄想，如怀疑别人会害他/她，或者别人偷了他/她的钱或东西等，还常常有藏东西的行为。或变得焦虑、粗暴、疑心病重、口不择言、过度外向、自私自利、失去自我控制能力。

兴趣丧失　有的患者能在电视机前呆坐好几个小时，又或者长时间昏昏欲睡。对以前感兴趣的事也提不起兴趣，或者睡眠时间比平常长、不愿与别人交谈等。

如果发现自己或家人有上述这些症状，应去正规医院神经内科就诊，请医生及时判别诊治。

112. 上辈人患阿尔茨海默病，子女需要做基因检测吗

问：我的祖母在70岁时患上阿尔茨海默病。我现在45岁，是否应该做基因检查？双亲中母亲患阿尔茨海默病，子女患这个病的风险是不是更大？

答：不到5%的阿尔茨海默病具有家族遗传性，家族中通常有一半的人在60岁之前就发展为阿尔茨海默病。在这种情况下，家庭成员可以通过基因检测来明确自己是否为突变基因的携带者。偶尔，这些常染色体显性遗传的家庭成员也会发病较晚。

早期的流行病学研究显示，阿尔茨海默病具有母系遗传的特点。近期纽约大学的科学家对父母患阿尔茨海默病的子女进行脑扫描，结果发现，与父亲患阿尔茨海默病的子女扫描结果比较，母亲患阿尔茨海默病其子女的脑功能下降更明显。这种遗传的特点及对个体疾病产生的影响原因目前还不明确。

ApoEε4被认定是阿尔茨海默病的致病危险因子，但是研究发现，在人群中每5个人中就有一个ApoEε4携带者。需要说明的是，ApoEε4不是基因突变，它只是ApoE基因的多态性表现。ApoEε4本身不会导致阿尔茨海默病，它只是会轻度增加65岁以后老年人患阿尔茨海默病的危险性，其实这个结论也不是确凿无疑的。携带ApoEε4者有人一生也不患阿尔茨海默病，而不携带ApoEε4者中也有诊断为阿尔茨海默病的。

遗传基因检测可以帮助确定自己的家族是否存在这种遗传模式。但临床医生应该规劝人们不要把ApoEε4作为预测疾病的指标，因为这会对携带者造成不良的精神心理影响。

113. 我妈是记性不好还是老年痴呆

问：我妈妈今年70多岁，经常忘事，有时提醒她也想不起来。她是记性不好，还是得了老年痴呆呢？

答：老年人出现记忆力减退不要盲目担心，因为影响记忆力的原因很多。比如老年抑郁症、维生素缺乏、长期大量酗酒、某些药物的副作用、甲状腺功能减退等。如果觉得自己或家人最近记忆力下降明显，特别是记忆力下降伴有其他脑功能障碍，应及时就医，找出症状原因、及时治疗。

在精神医学上，老年健忘称为良性遗忘。是生理退行性改变，属衰老的必然结果。老年性痴呆又称为阿尔茨海默病，患者的记忆减退叫作恶性遗忘，是病理性改变，属脑器质性疾病引起的记忆减退。一般来讲，可以从以下几个方面对二者进行区分。

遗忘性质　老年健忘是部分遗忘，恶性遗忘是全部遗忘。例如，白天来了客人，晚上子女回家后，良性遗忘的老人会对子女说，有人来过了，但记不起客人的姓名了。而老年性痴呆患者不是部分遗忘，而是根本不记得有人来过。

认知能力　老年健忘只是记忆力减退，而认知能力健全，能清楚地分辨时间、地点和人物之间的关系。老年性痴呆患者丧失了认知能力，不知道年月日，分不清上午下午，外出后不认识回家的路。

情绪变化　老年健忘者会为自己的健忘而担忧、焦虑，而痴呆患者的情感世界则变得平淡与世无争、麻木不仁，也有的表现为原来非常大方，现在非常小气。

思维活动　许多健忘的老人知道自己记忆力减退，但其他思维活动均正常。而老年性痴呆患者思维活动越来越迟钝，思维内容越来越贫乏，反应迟钝，整个脑功能全面减退。

对疾病的态度　多数健忘老人积极要求治疗，老年性痴呆患者完全没有治疗的要求。

114. 老年人常常发呆是病吗

问：我父亲80岁，近年来发现他常常发呆，这会是老年痴呆吗？

答：有的老年人偶尔会突然发一会呆，对别人说的话没有反应，但是过一会又恢复正常了。如果老年人出现这种情况，不要简单地认为只是衰老的自然现象，而应引起重视。因为老年人突然发呆很有可能是由以下几种疾病引起的：

老年痴呆　如果老年人除了发呆之外，还伴有健忘、话少、言语不清、判断力下降，甚至性格改变等现象，那就有可能是患有老年痴呆症，应尽早就医诊治。

癫痫　老年人癫痫多为继发于某些疾病，虽然癫痫最典型的症状是抽搐，但有些老年性癫痫的患者只是表现为失神，也就是发呆，因此导致家属难以引起重视，延误诊治。

脑缺血　如果老年人发呆体现为意识障碍，持续时间非常短，有时是几分钟，有时几秒之后就突然恢复意识，并且过了一会又再度发作，这种反复发作的短暂性意识障碍很有可能是脑缺血的表现，若不及时采取措施，很可能会发展为脑卒中。

老年性抑郁症　如果老年人除常发呆之外，还常常精神不佳、失眠或爱睡觉、不爱说话、食欲不振、对任何事情都毫无兴趣，这就可能是患有老年性抑郁症，它虽然是一种精神心理疾病，但是长期发展下去不仅会引发心肌梗死、高血压、冠心病和癌症等躯体疾病，甚至可能会导致老年人因情绪过分低落而试图自杀。当老年人患了抑郁症之后，不仅要依靠抗抑郁药物的治疗，也要通过生活上的调整，通过培养兴趣爱好来调整老年人的情绪，加快康复。

药物性原因　有些老年人因长期或过量使用镇静、安眠、抗抑郁等药物，这些药物会抑制大脑皮质功能，不合理地服用可能会导致发呆、反应迟钝，所以老年人应该在医生指导下科学用药。

115. 减重与记忆能力增加有关系吗

问：我最近一直在坚持运动和膳食调整，体重减轻了 10 千克。我感觉体重减轻后记忆能力有明显的提高，请问这两者之间存在联系吗？

答：对 150 例减重手术的志愿者临床研究发现，减重手术 2 周后，他们的记忆力、注意力及解决问题的能力均明显升高。

116. 厨房铝制品用具有害吗

问：听说用铝锅铝制铲烧饭烧菜可导致老年痴呆，这是真的吗？

答：对阿尔茨海默病患者的脑组织解剖结果发现，在大脑的损伤区域有铝物质的沉积，因此有人认为厨房铝制用具、除臭剂和其他含铝制品可导致阿尔茨海默病。有研究报告称，检查 1900 多例认知功能减退者时发现，其每天的饮用水中含有较高水平的铝，虽然其他多数研究并没有证实两者之间的关系。与其说铝是致病的原因，还不如说疾病发生后铝在脑内的蓄积增加。

117. 选择何种运动方式好

问：是不是任何体育运动锻炼都有助于保持大脑健康，还是必须进行有强度的但却感觉单调的快步走？

答：动物研究表明，运动可促进脑内血管生长，促进血液循环，增加脑源神经营养因子。有氧运动可以从几个方面改善记忆力和思维敏锐度：锻炼可以增加心脏的输出量，给肌肉和大脑输送更多的血液；供血增加可以逆转与衰老相关的脑神经细胞衰退，同时刺激连结神经元之间新突触的生长，激活脑细胞对外部刺激的反应。

很多研究都把步行作为基本干预用来说明锻炼对大脑健康的好处，但是任何改善心血管功能的运动都会增加大脑的血液循环和增加体内啡肽的释放。因此，如果觉得走路单调，也可以选择游泳、骑车、打乒乓球羽毛球、打太极拳、参加竞技类体育项目，或其他任何自己喜欢的体育运动。健身房里可以提供心脏功能锻炼的椭圆机，或其他运动器械都可以促进心血管及大脑健康。

118. 高血压患者应终身服用降压药吗

问：我今年59岁，女性，患高血压十多年了，刚开始服"北京降压0号"，现在一直在服用络活喜降压。听说高血压需要终身用药，是真的吗？

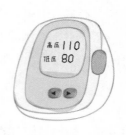

答：高血压是常见慢性疾病，需要终身用药。大多数高血压原因不明，是一种终身性疾病，由遗传因素和后天环境共同作用所致，迄今为止我们还不能治愈它。目前，临床试验证明，改善生活方式和长期有效实施降压治疗是高血压患者通向健康长寿之路的唯一途径。

当第一次被诊断为高血压时，患者大都能服用降压药以控制血压。但是，一些人在血压正常后，就认为高血压已经治愈而自行停药，或顾虑药物的不良反应，或顾虑长期用药会有"耐药"现象，不能坚持服药，或认为血压再度升高时再服用也不晚。殊不知，这样反复间断地服药会带来更大的危害。因为血压的骤升和骤降及反复波动，会导致心、脑、肾等重要脏器缺血、血栓形成或血管破裂，引起心肌梗死、脑梗死、脑出血等恶性事件。另外，间断服药会使药物的疗效受到影响，导致血压波动，并且当停药后再次使用同一种降压药时，其疗效可能会减低。

俗话说，冰冻三尺非一日之寒。如果血压长期增高不加以治疗，会导致心、脑、肾等重要器官的损害，使患者致伤和致残，给社会、家庭和个人造成沉重的负担。而降压治疗的目的不仅仅是使血压正常，更主要的是预防发生各种心脑血管并发症，包括冠心病、心肌梗死、心力衰竭、猝死、脑出血、脑梗死等。国内外已完成的许多临床试验表明，坚持长期服用降压药，可使血压获得长期而平稳的控制，保护心、脑、肾等重要器官，明显减少各种并发症的发生，有利于提高生活质量。同时，在经济上，长期服用降压药的支出远远低于治疗高血压引起的并发症的费用。

在日常生活中，我们发现尽管有许多高血压患者在服用降压药，但是在这些服用降压药的高血压患者中，心肌梗死和脑卒中等心血管并发症的发生率仍居高不下，一个重要的原因就是这些高血压患者不能坚持长期服药。

那么，长期服用降压药需要注意哪些事项呢？众所周知，任何一种疾病的治疗不能单纯依靠药物，高血压的治疗也如此。患者在服药同时一定要改善生活方式，如注意合理饮食、劳逸结合、睡眠充足、心胸开阔；坚持有氧代谢运动；避免过度脑力劳动；不吸烟和酗酒；多食含钾、钙丰富的蔬菜、豆制品等食物，防止肥胖等。此外，还需注意以下几点：

（1）定期去医院复查，了解自己血压控制情况。明确是否需要调整药物，更为重要的是向医生询问自我保健知识，最终做到自我管理血压。

（2）应用降压药物宜从小剂量开始，以后根据具体病情变化，在医生指导下逐渐加量或减量，以确保平稳降低血压。多数患者需用一种以上的不同类降压药物，可多选固定的复方降压药物。

（3）使用降压药治疗高血压，当血压下降的开始阶段，患者可能感到疲乏、头晕和工作能力下降，此时应继续坚持治疗，这些症状一般可在数周内自行消失。

（4）目前主张服用每天一次的长效降压药物，需用药1周左右才有降压效果，有时需4～6周方可获最大降压作用，不可操之过急。有的患者因不了解该药的特点而频繁更换药物，这是血压控制不满意的最常见原因之一。

总之，一旦确诊为高血压，应将血压控制在正常范围内，之后，要坚持长期规律的服药治疗。这样才能减轻症状，同时降低药物不良反应，使高血压患者的心、脑、肾等重要脏器得到保护。

119. 大多数高血压患者需服用 2 种以上降压药

问： 我母亲今年 82 岁，患高血压、糖尿病 20 多年，服用过多种降压、降糖药物，血压血糖控制比较平稳，但今年春天以来血压一直控制不好，目前血压在 176/112 毫米汞柱左右，应如何用药？

答： 研究证实，一般高血压患者中单一用降压药能将血压控制到正常的仅占 32%，其余 68% 的患者都要使用 2 种以上降压药，才能满意地控制血压。其中，有 15% ~ 20% 的患者需服用 3 种以上降压药。

联合用药，药半功倍 一般地说，早期高血压患者可以先服一种降压药，若能将血压控制到 120/80 毫米汞柱以下，则可以长期服用。初始单用一种降压药，也有利于观察个体对该药的不良反应。若血压不降应停药，改用其他降压药。若血压有下降但未达到 120/80 毫米汞柱以下的理想水平时，医生会提供两种方案，一是将原有降压药剂量加倍服用，二是加服另一种降压药。这两种方案都能使血压进一步下降。哪一种较好呢？研究发现，半剂量的 2 ~ 3 种药物联合使用，与单一加倍剂量服药比较，前者血压下降更明显，脑卒中及冠心病事件发生率减少约 1/2。因此，联合用药不但能使血压明显下降，改善预后，不良反应也明显减轻。

取长补短，减少不良反应 当然，并不是降压药物越多越好。选择药物配伍，医生会按每类药物的相互药理作用，以及患者对这些药是否有效来正确组合。医生常针对各种药物的不良反应，通过联合用药使不良反应减轻。例如，钙离子拮抗剂苯磺酸氨氯地平片每天 5 毫克（1 片），脚踝部水肿发生率为 5%，而加服血管紧张素 II 受体拮抗剂如替米沙坦 40 毫克时水肿发生率降到 1%；服苯磺酸氨氯地平片 10 毫克（2 片），脚踝部水肿发生率为 18%，加服替米沙坦 40 毫克水肿发生率降到 6%。这是由于替米沙坦有同时扩张动静脉血管的作用，增加了静脉回流，从而抵消了苯磺酸氨氯地平片单纯扩张全身动脉造成下肢静脉回流减少导致的脚踝部水肿的不良反应。

一般地说，同类药物或作用机制相同的不要联合使用，但在特殊情况下可以同用。例如，普利类和沙坦类降压药都有阻断肾素 - 血管紧张素系统的作用，一般不同时用于降压，但高血压合并糖尿病肾病、大量蛋白尿时，医生会考虑让患者同时服用这两种药物，以更好地降低蛋白尿。又如，普利类或沙坦类降压药与 β 受体阻滞剂同服，降压疗效上无良好叠加作用，一般不主张合用，但由于两药都能治疗冠心病、心衰，对高血压合并冠心病、心衰时常同时使用。

远离老年痴呆

预防是最好的治疗

144

120. 老年糖尿病有何特点

问：已知高血压、糖尿病等都是老年痴呆的危险因素，那么，老年糖尿病有何特点呢？

答：老年糖尿病是指年龄≥60岁（世界卫生组织界定为≥65岁），包括60岁以前诊断和60岁以后诊断的糖尿病患者。老年糖尿病具有患病率高、起病隐匿、并发症多、死亡率高等临床特点。随着人口老龄化加速，人民生活水平提高，老年糖尿病患病率迅速上升已达20.4%，约为成人的1倍，另有数量相近的糖耐量减退人群。

糖尿病是老年人群的常见病和多发病，是心脑血管疾病的重要危险因素，为老年人致残、致死的主要原因之一。老年糖尿病具有以下特点：

（1）临床症状不典型，起病隐匿，常由于体检或其他疾病查血糖或尿糖时发现，易误诊、漏诊。

（2）2型糖尿病是老年糖尿病的主要类型。异质性大，其发病年龄、病程、脏器功能、并发症、合并用药、经济状况、治疗意愿、预期寿命等差异较大。

（3）餐后高血糖是诊断老年糖尿病的重要依据。很多患者空腹血糖正常，因餐后血糖升高才诊断为糖尿病。

（4）低血糖风险增加。对低血糖耐受性差，更易发生无意识低血糖、夜间低血糖和严重低血糖，出现痴呆甚至死亡等严重不良后果。

（5）并发症多且较重。主要的急性并发症为糖尿病非酮症高渗综合征。

（6）常为多病共存，伴发多种其他疾病如高血压、高脂血症、高尿酸血症、肥胖及其他系统疾病。

121. 老年糖尿病的治疗原则有何不同

问：我今年78岁，65岁时被诊断为糖尿病，口服降糖药3年，后口服降糖药+胰岛素治疗至今，请问老年糖尿病的治疗原则有何不同？

答：治疗老年糖尿病有6个方面要注意：

药物治疗应从小剂量开始　老年糖尿病患者常有多种脏器功能减退，耐受力较年轻人差，药物起始剂量宜小，避免药物不良反应。胰岛素治疗应微调加减量。

治疗目标个体化　血糖控制目标设定应考虑个人体能状态、预期寿命、病程、认知能力、伴发病和并发症、患者依从性等综合评估，制定个体化控制目标。中国2型糖尿病防治指南（2017年版）建议如下3个分层：①有较长的预期寿命、合并较少慢性疾病、有完整的认知功能状态的患者，糖化血红蛋白（HbA1c）控制目标为 < 7.5%。②对于中等长度的预期寿命、合并多种慢性疾病或轻到中度认知功能状态的患者，HbA1c控制目标为 < 8.0%。③对于有限的预期寿命、治疗获益不确定、需长期护理、慢性疾病终末期健康状况较差的患者，HbA1c控制目标为 < 8.5%。

国际糖尿病联盟也做了类似的推荐，以HbA1c值为参考，功能独立类老年人为7.0% ~ 7.5%，功能依赖类老年人为7.0% ~ 8.0%，对虚弱的患者可进一步放宽至8.5%。

严防低血糖　低血糖是药物治疗中最危险、最严重的副作用。老年糖尿病患者对低血糖调节能力差，胰岛素分泌第一时相减弱或消失，高峰延迟，当餐后血糖下降时，胰岛素高峰犹存，血糖反应与胰岛素分泌高峰不匹配，极易发生低血糖。少数患者未及时处理，将留下痴呆等永久性脑损伤。在治疗过程中，当出现严重低血糖或反复发作低血糖时，应加强与患者及家属沟通，增强医护联系，重新评估治疗方案，及时调整治疗药物及剂量，杜绝低血糖发生。

关注餐后高血糖防治　餐后高血糖是心血管事件的独立危险因素。餐后血糖预测全因及心血管死亡能力优于空腹血糖，餐后血糖对糖化血红蛋白达标贡献更大。很多老年糖尿病患者空腹血糖正常就以为血糖已控制了，但测定餐后血糖及糖化血红蛋白仍然升高，表明血糖控制并未达标。因此必须关注餐后高血糖的监测和防治。

警惕药物相互作用　老年糖尿病患者常合并多种慢性疾病，服用多种药物，治疗中应注意药物间的相互作用。糖皮质激素、胰高血糖素、一些抗抑郁药可引起血糖升高；双香豆素类抗凝药、消炎痛水杨酸类、丙磺舒及β受体阻滞剂等可增强磺脲类降糖作用；环丙沙星与格列本脲合用影响肝功能，增强低血糖风险；噻嗪类利尿剂长期应用对糖代谢有不良影响；β受体阻滞剂可掩盖心悸、出汗等低血糖反应。

避免血糖波动　一些研究表明，老年糖尿病患者虽然血糖控制达标，但血糖经常波动仍将加速动脉粥样硬化进程、促进斑块形成、增加糖尿病并发症。因此，应加强血糖监测，减少血糖波动，防止多种并发症的发生。

8
CHAPTER

第八篇
希望：科学探索新知

◎ 一种抗眩晕药有助恢复记忆
◎ 健忘可能意味着你更聪明
◎ 老人也需要玩具
◎ 吃鱼翅，当心患老年痴呆
◎ 吃全麦等全谷物食物能增寿
◎ 人体最易『缩水』器官的保养之道

122. 人体最易"缩水"器官的保养之道

从生物学上讲，衰老是随着时间的推移人体自然发生的必然过程。近期，英国《每日邮报》刊登一篇文章指出，人变老后，大脑、心脏、脊椎、胸腺，甚至生殖器官都会"缩水"，由此带来的健康问题也会接踵而来。这就需要人们在饮食上多加调理，多食用富含维生素 E、硒元素的食物，还要适当地加强运动，这样可以在一定程度上延缓衰老。

防止心脏萎缩最好的锻炼是走路 英国心脏病专家格拉汉姆·杰克逊指出，心脏萎缩导致人老后易患上高血压，还可能导致其他严重问题。

人在运动时心率会加快，心肌收缩加强，能让心脏肌肉更强壮。所以说，最好的锻炼心脏的方法是散步、做家务等日常活动。比如，每天步行 40 分钟，每周 5 次就足够了。专家特别提醒，心率是判断心肌是否得到加强的重要标准，适宜的有氧运动心率应不超过每分钟 170 次。

良好的心态、充足的睡眠让脑血管保持畅通 为了保护大脑，首先要让脑血管保持通畅，避免硬化和狭窄。首先，必须要保证充足的睡眠。因为目前还没有一种药物能像睡眠一样可以清除大脑垃圾，且不对人体产生不良反应。其次是可以多吃点健康食物，或经医生评估后服用阿司匹林以防止血小板聚集堵塞血管。此外，情绪对大脑的影响比食物更大。为什么一些童心未泯爱玩或从事歌唱等艺术工作的人，即使到了 80 岁，他们的大脑明显比同龄人年轻和健康呢？这可能与他们可通过歌唱来宣泄出内心不良情绪有关。而平时焦虑、压抑的人，大脑则会提前衰老。

123. 吃全麦等全谷物食物能增寿

美国哈佛大学研究人员深入研究了全谷食物对长寿和疾病的影响。分析结果显示，每天摄入 16 克全谷食物，总体死亡风险会下降 7%，心血管疾病死亡风险降低 9%，癌症死亡风险降低 5%。全谷食物摄入量越大，保健效果就越明显。每天摄入 48 克全谷食物则可使死亡风险降低 20%，心血管疾病死亡风险降低 25%，癌症死亡风险降低 14%。

研究人员指出，全谷食物主要包括：大麦、藜麦、黑麦、小麦、玉米和大米。该类食物含有多种生物活性物质，有益全身健康。全谷食物中丰富的纤维素不仅可降低胆固醇和血糖水平，增强饱腹感，而且可减少肥胖及与肥胖相关的疾病。多项早期研究发现，吃全谷食物有益肠道健康，更能降低包括癌症、糖尿病、心脏病及肥胖症在内的多种疾病风险。

美国伊利诺伊大学的一项新研究显示，补充膳食纤维可减轻老年小鼠小胶质细胞炎症，抑制有害物质的产生。研究人员建议老年人多吃富含膳食纤维的食物，称这有助于延缓大脑功能衰退的进程。

哺乳动物衰老过程中，大脑中的小胶质细胞会转变为促炎表型，出现过度活化，进而产生损害认知和运动功能的化学物质。这是为什么人到老年大脑功能会衰退的原因之一。

124. 长期素食损伤大脑

英国牛津大学的一项新研究称，长期吃素食会导致脑容量变小。实验期间，研究人员对实验参与者做了磁共振检查，以观察他们的大脑变化情况。结果发现，那些不吃肉食的人，其大脑容积在慢慢地变小。

科学家解释称，这是由于长期素食者体内缺少维生素 B_{12} 造成的。缺乏维生素 B_{12} 还会引起贫血，并导致神经系统不能正常工作。

125. 饮食方式影响大脑健康

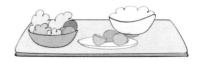

过去很多年，人们都是一直被告知少吃碳水化合物才能保持好身材，但是一项新研究表明，低蛋白、高碳水化合物的饮食或许是长寿和对抗老年痴呆的关键。悉尼大学的研究人员发现，喂食这种食物的老鼠整体健康、大脑健康、学习和记忆能力都得到了提升。

该研究的作者认为，人类身上可能也存在类似的效果。发表在《细胞通讯》杂志上的这项研究表明，对于大脑来说，长期低蛋白、高碳水化合物的食物摄入与限制热量摄入有相似的保护性效果。虽然限制热量摄入能够给人类带来长寿的好处，但是无法长期持续。

研究发现，低蛋白、高碳水化合物饮食会给负责记忆的大脑部分带来基因变化，而当严格限制热量摄入时也会发生类似的变化。悉尼大学教授大卫·勒库特称，日本冲绳县人日常摄入蛋白质主要来自于"含脂量少的鱼、大豆和植物，还有非常少的牛肉。有趣的是，他们饮食中碳水化合物的主要来源之一是甘薯。"

为了评估这种饮食方式给大脑带来的好处，研究人员对海马进行了研究，这一大脑区域负责的就是学习和记忆功能。勒库特称："海马通常是老年痴呆等神经退行性疾病发生时首先恶化的大脑区域。然而，低蛋白质、高碳水化合物的饮食似乎能够提升老鼠海马的功能。"

研究表明，高碳水化合物的食物能够给海马带来好处，提升大脑的学习和记忆能力以及机体的健康和生理状态，而且测评结果超过了低热量饮食带来的效果。

研究人员对老鼠的学习和记忆能力进行了一系列测评后发现，无论老、幼还是雌、雄个体老鼠的大脑功能都得到提升。该研究表明，低蛋白质、高碳水化合物饮食和低热量摄入在延长老鼠寿命方面有着相同的效果。

126. 三餐时间固定可提升记忆力

美国加州大学的一项新研究发现，每日三餐的时间固定，具有提升记忆力、防止老年痴呆症的功效。

加州大学的研究人员以 2 组小鼠为实验对象，在食物量相等的情况下，一组小鼠仅在其活动最频繁的晚间 6 小时内被给予食物，另一组供食无时间限制。研究发现，3 个月后，进食时间固定的小鼠在运动、睡眠状况、心血管功能等方面均优于另一组小鼠。此外，该项研究还发现，规律的饮食能提高睡眠质量和心脏健康水平。

科研人员建议，三餐进食应规律，最好定时、定量，而且应符合正常的生理习惯，即最好在活动量大的白天进食，少在活动量少的夜间进食，形成良好的进食习惯后，可防止神经退行性疾病如阿尔茨海默病等的发生。

127. 每天一杯橙汁可降低患痴呆风险

据英国《每日邮报》2018 年 12 月 7 日报道，哈佛大学的一项研究表明，每天喝一杯橙汁能够显著降低罹患痴呆症的风险，这再次显示了健康饮食对于延缓大脑退化的重要性。

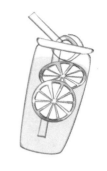

研究人员在 20 年前开始跟踪 28000 名平均年龄 51 岁的男性，以研究他们日常摄入蔬果对大脑能力的影响。如今研究人员发现，每天喝一小杯橙汁的人显示出痴呆症早期症状的概率比其他人低了 47%，例如在记忆、遵照指示、前往熟悉地点方面出现困难等。

此外，研究人员按摄入蔬果量多少将参与者分为 5 组。结果显示，摄入蔬菜最多的一组出现认知能力障碍的比例为 6.6%，摄入蔬菜最少的一组则为 7.9%。而水果摄入量的差异，除了橙汁以外，其他的未产生影响。

美国迈阿密大学的汉娜·加德纳博士虽未参与研究，但她说："蔬果中富含维生素和营养物质，包括抗氧化物质，这能帮助保护大脑。"

128. 预防痴呆宜早不宜迟

据瑞典哥德堡大学一项新研究表明，中年时期积极进行体力和脑力活动，有助降低罹患老年痴呆症的风险。

哥德堡大学研究人员近日发表在美国《神经学》杂志上的一篇论文说，他们对 800 名瑞典女性进行了长达 44 年的跟踪调查，这些女性刚参与研究时平均年龄为 47 岁，并被按照参与脑力和体力活动的情况打分及分组。

该研究中，脑力活动包括阅读和写作等智力活动、听音乐会和参加合唱团等艺术活动以及做针线活等手工活动。44% 的参与者被划分到脑力活动水平较低的低分组，56% 的人被划分到高分组。对体力活动，则分为活跃组和不活跃组。每周进行 4 小时以上步行、骑单车等低强度运动，或每周有规律地进行高强度运动如跑步、游泳等或参与竞技运动，被划分到活跃组。按此际准，17% 的参与者被划分为不活跃，82% 的人被划分为活跃。

研究发现，在排除了高血压、吸烟和糖尿病等风险因素后，脑力活动高分组女性比低分组女性罹患老年痴呆症的风险低 46%，罹患老年痴呆症的总体风险低 34%；而体力活动活跃组的女性比不活跃组女性罹患血管性痴呆症的风险低 52%，罹患混合型痴呆症的风险低 56%。

129. 交流可改善阿尔茨海默病患者的生活质量

一项新的研究显示，每周仅仅花 1 小时左右的时间与阿尔茨海默病患者进行交流，不仅可以改善他们的生活质量，缓解他们的烦躁情绪，还能减少的医疗费用。

英国埃克塞特大学的研究人员对伦敦南部、伦敦北部及白金汉郡地区的 800 多名阿尔茨海默病患者进行了一项大规模的临床试验，这些患者来自 69 个疗养院。这些患者分别接受为期 4 天的互动，包括谈论一些他们感兴趣的话题等。研究结果显示，每周只进行 1 个小时的社会交流就能提升患者的生活质量，并能缓解他们的烦躁情绪。重要的一点是，研究还发现，进行社会交流要比常规的关怀措施更为经济。

这项研究成果发布在 2017 年国际阿尔茨海默病学会年度会议上。

130. 常说两种语言可防止老年痴呆

2012 年，加拿大约克大学的一项研究显示，学习外语不仅可以提高年轻时候的认知能力，而且可以促进晚年时的大脑健康，甚至防止发生老年痴呆。研究者艾伦·比亚韦斯托克博士表示，说两种语言可增强大脑中关键通道，提高脑力灵活性。她说，这项研究表明，使用双语可改善认知储备，对衰老过程中的大脑功能具有保护作用。

前不久，英国爱丁堡大学心理学家托马斯·贝克博士开始分析研究一些老年外语班的效果和数据，希望找到能够量化的结果。他说。如果能找到量化的证据，就可以把学外语提供认知训练作为一种疗法，跟体育锻炼、健康饮食、健康生活方式并列。他指出，掌握双语的老年人比仅仅掌握一门语言的老年人，在老年痴呆的发病时间上推迟 5 年，这比药物治疗甚至更加有效。

贝克博士分析指出，学习一门外语和会说双语是对大脑的极好训练，有利于增强认知储备（大脑保持正常功能的能力），进而有助于推迟老年痴呆的发生。大脑认知储备与教育水平、从事知识和技能要求更高的工作，以及会说双语都存在极大关联。认知储备强的人群受到老年痴呆症的影响更小，而且影响时间相对更短。即便是因为受伤等造成部分大脑细胞丧失，这些人群的大脑仍能保持较好的思维和记忆功能。

预防是最好的治疗 远离老年痴呆

131. 老年人吃点糖可提高记忆力

英国科学家近期研究发现，吃点糖能提高老年人的记忆力。

英国华威大学心理学系研究人员选取 53 名 18 ~ 27 岁的年轻人和 58 名 65 ~ 82 岁老年人，分别让他们饮用含有少量葡萄糖的饮料（在 300 毫升水中溶解 25 克葡萄糖）或含有人工甜味剂的安慰饮料。分析结果显示，与喝安慰饮料的一组人相比，用葡萄糖饮料补充热量能促使参试者更加努力地完成各种记忆任务。具体来说，青年组参试人员从葡萄糖饮料中获得的好处相对有限，但是喝了葡萄糖饮料的老年组明显比喝安慰饮料的人乐于投入更多精力，且表现出更好的记忆力和积极的情绪。老年组葡萄糖饮料饮用者普遍表示，觉得自己没有费过多力气就轻松完成了指定任务。

研究人员认为，以血糖升高为表现形式的短期热量供应，可能是协助老年人出色完成目标任务的一个重要因素。血糖水平的升高不仅改善了他们的记忆力和外在表现，还能提升自信心，让他们在完成任务的过程中感到更轻松、快乐。但糖尿病患者仍须严格控制血糖水平。

132. 绿茶可预防肥胖和痴呆

我国西北农林科技大学的一项动物实验研究发现，绿茶中的一种茶多酚 (EGCG) 可对抗高脂高糖饮食喂养小鼠的胰岛素抵抗、肥胖和记忆障碍。

在该研究中，3 个月大的小鼠被分为 3 组：高脂高糖饮食组、高脂高糖饮食 +EGCG 组、标准饮食组。16 周后，与高脂高糖饮食组小鼠相比，高脂高糖饮食 +EGCG 组小鼠的体重减轻，Morris 水迷宫测试（评估记忆障碍）表现更好，调控胰岛素信号的特异性大脑神经通路有所上调。这种现象与胰岛素抵抗水平的改善有关。

研究专家指出，这项研究首次证明，绿茶中的儿茶酚 EGCG 有改善高脂高糖饮食所致的学习和记忆障碍的潜在治疗作用。

133. 薄荷茶可改善记忆力

英国一项新研究发现，常喝薄荷茶可改善记忆力。新研究中，研究小组将 180

名参试者随机分为 3 组，分别饮用薄荷茶、甘菊茶和热水。结果表明，与饮用甘菊茶或热水的 2 组参试者相比，饮用薄荷茶的参试者的长时记忆、工作记忆和警觉度都显著改善。研究者表示，薄荷茶对记忆力具有促进和唤起功效，而甘菊茶具有舒缓和镇静作用。

除此之外，薄荷茶还能提神醒脑，有助改善消化不良，消除口臭，缓解咳嗽和咽喉痛等感冒症状。大家可以在家或者办公室种上一盆薄荷，如果条件不允许，可以买一些干薄荷方便饮用。

134. 吃鱼翅，当心患老年痴呆

美国迈阿密大学的科学家们进行了一项新研究发现，10 种鲨鱼的鱼鳍和鱼肉中均含有与神经退行性疾病发生有关的神经毒素，并且浓度较高。研究表明，应当限制对鲨鱼肉的食用，这样对消费者的健康有益，也利于鲨鱼物种的保护。该研究分析的一些鲨鱼种类已经由于过度捕捞濒临灭绝。

研究人员对大西洋和太平洋中的 10 种鲨鱼进行了鱼鳍和肌肉组织样品采样，发现其中有 2 种毒素的浓度较高，分别是汞和 β- 甲氨基 -L- 丙氨基（BMAA）。"最近一些研究发现，BMAA 与阿尔茨海默病以及肌萎缩侧索硬化等神经退行性疾病的发生有关。"文章作者德博拉·马什教授这样说道。

135. 拥有一口好牙可防阿尔茨海默病

日本东北大学研究生院齿学研究科的渡边诚教授率领研究小组进行过一项调查研究，他们以住在日本宫城县仙台市市内的 70 岁以上老人为研究对象。研究结果显示，老年人拥有的真牙数量与阿尔茨海默病的患病率之间存在着一定的联系。

研究人员为 1167 名接受体检的老人进行了阿尔茨海默病进展程度的测试，并根据结果将他们分为"完全正常""疑似轻度阿尔茨海默病""疑似阿尔茨海默病" 3 个组别。然后，再对 3 组人所剩余的真牙数量进行了对比。

结果显示，在没有阿尔茨海默病迹象的"完全正常"组，人均真牙保有量为 14.9 颗，而"疑似轻度阿尔茨海默病"组和"疑似阿尔茨海默病"组的人均真牙保有量则分别为 13.2 颗和 9.4 颗。由此可见，人的健康状况越好，其真牙保有量越多。正常人与可能患有阿尔茨海默病的人相比，其保有的真牙数量要多出 5 颗之多。由于一个人通常只长 28 颗牙齿 (智齿除外)，5 颗牙的差距并不算小。

渡边教授又采用磁共振的方法，对这些老人的大脑容积进行了检测。结果发现，剩余的牙齿越少、能够咬合的牙齿数量越少的老人，其脑中主司记忆的海马附近掌管意思表达、思考等重要功能的前额叶部位越普遍地出现容积减少的现象。

根据这一结果可以得出结论，那就是：人的真牙越少，咀嚼功能越差，其罹患阿尔茨海默病的风险越大。

136. 单身者患痴呆风险高 42%

英国一项新研究显示，结婚可以降低罹患痴呆的风险，单身或丧偶者更有可能痴呆。伦敦大学学院的科学家对 15 项关于痴呆和婚姻状况的研究进行了分析，这些研究囊括了来自欧洲、北美、南美和亚洲的超过 80 万人。

研究结果显示，与婚内人士相比，终身单身的人患痴呆的风险会高出 42%。此外，丧偶者与婚内人士相比，患痴呆风险会高出 20%，但离婚人士则无此风险的升高。

研究人员称，结婚的人会形成更加健康的生活方式，他们的社交也会比单身人士更加频繁。伴侣间会相互督促彼此的健康习惯，留意对方的健康状况，并且给予对方重要的社会支持。同时，从对丧偶人士的观察来看，痴呆风险的提高应该是由于生离死别所带来的刺激造成，而另一些解释则将之归咎于异常的潜意识与异常人格。

137. 儿女常回家看看预防父母得老年痴呆

儿女常回家看看年迈的父母，与父母保持融洽关系，有助老人预防老年痴呆症。

英国一项为期 10 年的大型研究显示，与配偶、子女和近亲属关系融洽有助预防老年痴呆症；如果关系恶劣，则比毫无联系更糟，令老人更易得痴呆症。研究始于 2002 年，涉及 1 万余人。

研究人员发现，研究对象获得的关心每多 1 分，患痴呆症的风险降低 17%；如果研究对象与家人、近亲的关系恶劣程度每加 1 分，则患痴呆症风险增加 31%。所谓关系恶劣，是指老人遭遇家人或近亲不信任、批评甚至厌恶。研究人员表示，遭遇批评和缺乏信任造成的压力比没有融洽关系危害更大，这可能因为关系恶劣让老人更易借烟酒解忧，也易久坐不动、发胖。

138. 研究称冥想可延缓衰老

法国国家卫生和医学研究所开展的一项研究显示，冥想有助于减轻精神紧张、焦虑和缺乏睡眠对人体的负面影响。

该研究的对象是花较多时间（冥想时间在 1.5 万～ 3 万小时）冥想的人的大脑。研究论文主要作者加埃勒·舍特拉表示，研究人员观察到了他们的大脑在抗衰老方面的变化。

研究人员分析了 73 名成年人的大脑，他们的平均年龄为 65 岁，其中 6 人进行冥想，而 67 人未进行冥想。另一组研究对象是 186 名 20 ～ 87 岁的人，研究人员利用他们来评估衰老对大脑的传统影响，从而更好地了解冥想的特殊效果。结论就是，冥想者的部分脑组织的体积和功能的衰减幅度比同龄非冥想者要小。

舍特拉强调，这些容易受年龄因素影响的大脑区域对于控制和管理情绪以及集中注意力和执行指令至关重要。比如，其中就涉及在记忆过程中发挥作用、特别容易受阿尔茨海默病影响的大脑后扣带皮质。总体上，这些脑组织的大小和运转水平与认知表现存在关联。这些脑组织体积更大就意味着功能更好，随着年龄增长，注意力和记忆力等认知功能可被更好地保留。

这些初步研究成果还需在规模更大的人群中得到进一步验证。研究人员还致力于通过研究，了解冥想延缓痴呆症发病的机制。

139. 跳舞可逆转大脑衰老迹象

发表在瑞士《人类神经科学前沿》杂志上的一项最新研究显示，经常参加体育锻炼的老年人可以逆转大脑中的衰老迹象，而跳舞的效果最显著。

"锻炼可以有效减缓甚至抵消与衰老有关的脑力和体力的衰退"，该研究主要作者、德国神经退行性疾病中心的卡特琳·雷费尔德博士说，"在这项研究中，研究人员发现，两种不同的锻炼方式（跳舞和耐力训练）都能增强大脑中随着年龄增长而衰退的区域。相比之下，只有跳舞能在改善平衡方面带来显著的行为改变。"

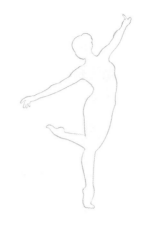

研究招募了平均年龄为 68 岁的老年志愿者，并让他们接受为期 18 个月的每周一次的舞蹈或者耐力和灵活性训练。结果显示，2 组受试者的大脑海马区都有所增强。这一点非常重要，因为这一区域很容易出现随着年龄增加带来的衰退，并且会受到阿尔茨海默病等疾病的影响，它也对记忆和学习以及保持身体平衡起着重要作用。

雷费尔德解释说："我们努力让跳舞组的老年人尝试不同的舞蹈动作或种类（爵士舞、方块舞、拉丁舞和排舞）。隔周就会调整舞步、手臂动作、队形、速度和节奏，从而让他们始终处在学习的状态中。最具挑战性的是要求他们在有限时间内在没有教练提示的情况下回忆起舞步。"

研究者认为，正是这些额外的挑战带来了舞蹈组受试者在平衡方面的显著不同。雷费尔德及其同事正在这些研究的基础上试验有可能产生抵抗大脑衰退效果最好的新的锻炼计划。

140. 倒着走可改善记忆力

美国一项最新研究发现，与保持站姿或向前走路的参试者相比，倒着走路的参试者记忆力测试成绩明显更高。这一结果表明，倒着走路有助增强记忆力。

美国罗汉普顿大学研究员阿克森蒂耶维奇博士及其研究小组对 114 名志愿参试者展开了研究。研究人员要求参试者观看一段有关一名女性的手提包被盗的视频，之后让参试者根据记忆回答调查问卷。看完视频之后，参试者被随机分为 3 组，第一组被要求向前走 10 米，第二组被要求倒着走 10 米，第三组被要求站立不动。之后，研究人员要求参试者回答与视频内容有关的 20 个问题。结果发现，倒着走动的参试者平均答对的问题比其他两组多 2 个。另一项类似实验中，参试者被要求记住一组词汇，之后参试者想象自己向前走、倒着走或保持站立姿势。结果显示，想象倒着走路的参试者记忆单词数量更多。

阿克森蒂耶维奇博士表示，新研究表明倒着走的确有益改善记忆力，但其具体机制尚待进一步研究探明。他同时提醒人们，平时进行倒着走锻炼时一定要注意保持平衡，安全第一。

141. 心胸开阔助长寿

美国一位精神病学家在一项长达 25 年的"人格与心脏关系"的随访调查研究中发现，心胸狭隘、名利心重、敌视情绪强的人死亡率高达 14%，而心胸开阔、助人为乐、性格随和的人，其死亡率仅为 2.5%。心脏病的发病率，前者也是后者的 5 倍。

分析其中原因，研究者认为，人际关系不好令前者心里充满着愤怒、怨恨、敌对和不满情绪，会使交感神经时常处于兴奋状态，肾上腺素等压力激素分泌得过多。

142. 睡眠中断或增痴呆风险

美国的三项研究观察了阻塞性睡眠呼吸暂停（最常见的睡眠障碍之一）与可能提示痴呆风险更高的大脑改变之间的联系。目前已经知道，β- 淀粉样蛋白沉积是阿尔茨海默病等病症的前兆。

第一项对 516 名健康老年人进行的研究发现，自称有睡眠呼吸障碍者的大脑中β- 淀粉样蛋白水平更高，并且其沉积速度快于睡眠习惯更规律者。

第二项研究对 798 名存在轻度记忆功能障碍的人进行了追踪。该研究发现，有睡眠中断问题者沉积这种蛋白质的速度更快。

第三项研究对同样的人群和 325 名阿尔茨海默病患者进行了追踪。该研究在有睡眠呼吸暂停问题的人身上发现了类似的变化和另一种 tau 蛋白的沉积。人类中约有 1/4 的人受到睡眠呼吸暂停困扰，这种情况发生在上气道完全或部分关闭、一再导致睡眠中断之时。

研究人员称，深度睡眠经常中断可能意味着大脑无法清除沉积的淀粉样斑块，清除斑块通常会在睡眠过程中进行。对夜间反复惊醒进行的研究也发现了淀粉样斑块沉积的增加。

143. 睡眠不足，大脑可能会"自我吞噬"

意大利马尔凯理工大学研究团队通过小鼠实验发现，睡眠不足会刺激大脑中辅助神经系统运作的胶质细胞超量工作。然而，这些胶质细胞当中有一些能起到清理老旧细胞和修整神经网络的作用，让它们超量工作难道不是积极的吗？

对此，研究团队领导人神经学家米歇尔·贝莱希表示，胶质细胞长期的超量工作反而会对大脑造成伤害，因为大脑中该清理的和不该清理的都被一并清理掉了，大脑细胞出现了"自我吞噬"的情况。这或许就是长期睡眠不足与阿尔茨海默病患病率增高呈正相关的原因。

值得注意的是，这项研究还只停留在小鼠实验阶段，对于人体的研究尚未展开，还不能确定人脑是否会出现同样的情况。另外，能否靠补觉来挽救熬夜的后果，贝莱希的团队将进一步研究。

144. 老人看太多电视影响记忆力

许多老人闲来无事时会靠看电视打发时间。英国一项新研究说，如果看电视的时间太长，老人的记忆力可能会加速衰退。

伦敦大学学院研究人员在新一期英国《科学报告》杂志上发表论文说，他们分析了英国 3662 名 50 岁以上老人的情况。这些中老年人分别在 2008 年和 2014 年两次回答了每天看电视的时长等问题，每一次还参与一系列记忆力测试。

结果显示，老人们的记忆力在研究期间都有所下降，看电视时间较长者的记忆力下降更为明显。每天收看电视超过 3.5 个小时与 6 年后言语记忆力下降相关。那些每天看电视时间不到 3.5 小时的人，其言语记忆力下降了 4% ~ 5%；那些每天看电视超过 3.5 小时的人，其言语记忆力下降了 8% ~ 10%。这种关联似乎与久坐的时间无关。之前的大部分研究将收看电视视为久坐不动行为的代表。

研究人员认为，看电视通常会让大脑处于被动接收信息状态，减弱了大脑的活动，从而导致记忆力下降。研究人员呼吁老人控制看电视时间，并适当做一些有益大脑的活动。

145. 老人干点家务活锻炼手眼协调能力

美国拉什大学医疗中心曾做过一项研究，招募 716 名、平均年龄为 82 岁的志愿者。结果显示，所有家务活动，包括做饭、洗衣服、刷碗、打扫卫生等活动都与降低老年人患阿尔茨海默病风险存在关联。

对于晚年生活比较丰富的老人，他们或在事业上发挥余热，或兴趣、交友广泛，让他们从日常家务劳动中解放出来，正好投入到喜欢的事情中。但对于大部分老人来讲，晚年生活不见得有那么丰富多彩的活动安排。这种情况下，老人做做家务活不仅能打发时间，还可以活动起来锻炼手眼协调能力，保证一定的日常认知功能训练。

对于健康状况一般的老人，也没必要剥夺他们所有的家务活。美国研究人员调查了 337 名行动不便且有慢性疾病的老人（年龄最大的 94 岁），一般这些人不太适合做家务活。但研究人员发现，收拾房间等家务劳动对老人的身心健康有积极影响，会让老人感受到自身的价值，形成积极的心态。同时，干净的室内环境能抚慰其心灵。

146. 老人性爱规律有助护脑

英国《每日邮报》近日刊登的一项新研究发现，50 岁以上人群有规律的性生活可提高词汇能力和视觉意识。

新研究由英国考文垂大学和牛津大学共同进行。研究人员招募了 73 名 50～83 岁的参试者，请他们填写了一份近一年来性生活状况的调查表，之后参加了老年大脑功能测试，包括"言语流畅性测试"——要求参试者在 1 分钟之内尽可能多地说出不同动物名称，然后尽可能多地说出以字母 F 开头的单词。研究人员还要求参试者复制一项复杂设计，让他们根据记忆画出钟表图，同时测试参试者的视觉意识，并对此进行了数据分析。结果发现，性生活更多的参试者在言语流畅性测试中成绩更好，对物体和空间的感知能力更强。但规律性生活对注意力和记忆力没有影响。

加拿大麦吉尔大学科学家的一项早期研究就认为，规律性生活可刺激与学习有关的大脑区域，增强神经元传递信息的能力。考文垂大学研究员哈利·莱特博士表示，"老年人可以没有性生活"这种观念需要改变，因为最新研究表明，有规律的性生活对老年人的身心健康有重要作用。

147. 老人也需要玩具

世界卫生组织（WHO）老年保健学专家调查研究发现，年过 70 岁以后脑细胞只有青年时期的 65%，大脑的重量比青年时期减少 200 克左右。

老年人在家庭和生活之余也应该适当地玩玩具，包括拼七巧板、玩九连环、搭积木、打扑克和下棋等。这样，大脑不仅接受了更多的信息，同时老年人的情绪也会乐观起来，从而提高免疫系统的功能，有助于抗脑衰、防止老年痴呆症。

以前，一般人都认为玩玩具是孩子们的专利。所以，老年人很少有人想起买玩具，即使有许多老年人喜欢玩玩具，也不知道有老年人的玩具。不过，现在玩玩具的老年人越来越多。因为平时家庭和生活中的压力大、烦恼多，通过玩玩具后可以释放压力，忘记烦恼。

148. 阿尔茨海默病或可通过输血传播

英国《新科学家》周刊网站报道，目前的研究发现，当健康实验鼠与携带阿尔茨海默病斑块的实验鼠连为一体时，健康实验鼠的大脑中最终也开始形成阿尔茨海默病斑块。当这些斑块在健康实验鼠大脑内形成时，其大脑组织就开始退化。

这说明阿尔茨海默病实际上可通过血液中的 β- 淀粉样蛋白进行传播。该研究项目主管、温哥华不列颠哥伦比亚大学的宋伟宏（音）说："这种蛋白可以通过一只相连的实验鼠体内进入（另一只健康鼠的）大脑并引起神经退化。"

宋伟宏的研究小组使用的实验鼠是携带了人类版本的 β- 淀粉样蛋白基因的老鼠，因为老鼠本身不会得阿尔茨海默病。这种基因导致老鼠形成了类似人脑中所见的斑块，并表现出同样的神经退化模式。从事这项研究的团队认为，一些医疗或外科手术操作也许有风险。

149. 疱疹病毒是阿尔茨海默病致病元凶吗

著名的《神经元》期刊发表了一项研究，美国西奈山伊坎医学院研究者乔尔·达德利团队发现疱疹病毒对阿尔茨海默病发病发挥着重要作用。这一研究进展使人们开始关注微生物感染与该病的关系。

虽然英国曼彻斯特大学荣誉退休的分子神经生物学教授露丝·伊兹哈奇几十年来一直坚持认为，阿尔茨海默病可能和微生物感染有关。但是这个观点并未受到大部分学者的认可，甚至还曾受到过一些人的冷嘲热讽。然而，这一观点因最近达德利团队的研究报道而发生很大的改变。达德利研究团队分析了900余人的大脑样本，他们把这些标本分成4个队列进行研究，发现阿尔茨海默病患者脑内普遍高水平存在2种疱疹病毒亚型，即人类疱疹病毒6A型和7型(HHV-6A和HHV-7)。

阿尔茨海默病发病的原因极其复杂，除了一些基因易感以外，很多因素都影响着该病的发生发展。最新病毒感染学说给人们提供了更多的防治策略，科学家需要研发有效的药物来根治该类病毒在人体内感染。另外，因为大部分时候该类病毒都是潜伏在人体内，何时启动有效的治疗也是需要解决的一个难题。

150. 降压治疗有利于预防痴呆

血压高会使血管受损，被认为是痴呆症的高危因素。但人们一直不知道降血压是否能降低患痴呆症的风险，或者能降低多少。美国北卡罗来纳州韦克福里斯特浸礼会医疗中心的研究人员对9 300名高血压患者进行了研究，其中半数人平均服用2种药物将收缩压控制在140毫米汞柱以下，其他人平均服用3种药物将收缩压控制在120毫米汞柱左右。在此项研究中，强化治疗组的收缩压平均为121毫米汞柱，另一组约为135毫米汞柱。

研究结果显示，强化治疗组患轻度认知功能障碍的风险比高压组低了19%(285

例相对于 348 例）。约一半的轻度认知功能障碍患者会在其后 5 年内患上痴呆症。

研究人员指出，从某种程度上说，预防轻度认知功能障碍比预防痴呆症更重要，就像预防高胆固醇血症比预防心脏病更重要。

151. 髋部骨折或是阿尔茨海默病早期症状

老年人髋骨骨折与阿尔茨海默病这两种疾病，最近被约翰·霍普金斯的研究人员证实存在一定关联。研究人员发现，大多数因髋部骨折而入院的未被临床诊断为痴呆或没有痴呆症状的老年人，他们的脊髓液样本中都有阿尔茨海默病的生物标志物。进一步研究证明，导致老年人平衡能力下降的大脑变化增加了因髋部骨折而摔倒和患有阿尔茨海默病的双重风险，并且髋部骨折本身可能就是未诊断疾病的首发症状。

美国约翰·霍普金斯记忆与阿尔茨海默病治疗中心副主任埃瑟尔·奥博士表示："我们的许多研究对象都具备活动能力，独立生活，并且没有阿尔茨海默病的明显症状。"

当然，此项研究并不意味每位髋部骨折的老年人都患有阿尔茨海默病，也并不意味着因髋部骨折而入院的每个患者都应该接受脊髓液疾病生物标志物的检测。但该研究证实，在摔倒后需要接受髋部修复手术的每位患者的术后神志不清症状或恢复期间的其他精神或认知问题都应被密切监控，因为其中某些患者可能会有潜在的阿尔茨海默病，也会因此而更加脆弱。

当前，临床上对阿尔茨海默病的诊断时间大幅提前，许多人在确诊后还生活了数十年。虽然仍没有能治愈的或被证明有效的治疗方法，但早期发现和医疗规划可以完善应对策略，延长独立生活的时间。

根据美国国家衰老研究院的数据，在美国有超过 550 万人被诊断患有阿尔茨海默病，其中大部分患者的年龄在 65 岁以上。

此外，埃瑟尔·奥的研究在一定程度上回应了约翰·霍普金斯的研究人员在 *JAMA Surgery* 上发表的研究结果。该研究显示，34% 的髋部骨折患者在住院期间都有神志不清的情况，主要表现为焦躁不安、幻觉和语无伦次。由于阿尔茨海默病的患者更有可能出现这些症状，并且同其他手术相比他们因髋部骨折的正常死亡率也更高，埃瑟尔·奥和她的团队在设计研究时直接检测了髋部骨折患者的阿尔茨海默病的生物标志物。

在这项研究中，研究团队招募了 200 名在 2011 年 11 月至 2016 年 5 月住入约翰·霍普金斯医院和约翰·霍普金斯湾景医学中心的髋部骨折患者。研究对象的年龄范围是 65 ~ 102 岁，平均年龄为 82 岁，74% 的研究对象为女性，约 96% 的研究对象为白人。其中有 168 名患者的脊髓液样本被检测出阿尔茨海默病和其他神经退行性疾病的生物标志物的水平升高。这些生物标志物包括淀粉样物质 $\beta_{42}(A\beta_{42})$、$A\beta_{40}$、tau 蛋白和带有磷酸盐化学基团的 tau 蛋白 (p-tau)。神经细胞中的特征缠结和在阿尔茨海默病晚期患者的大脑形成的斑块中都发现了 β- 淀粉样蛋白和 tau 蛋白。p-tau 的水平偏高意味着大脑损伤或其他类型的大脑细胞损伤。在手术前，研究对象还完成了小型心理状况测试和简易的老年人认知能力下降对象调查问卷，这主要用于确定心理状况、记忆和认知的标准测试。

152. 中年人站起来头昏眼花有痴呆风险

当你站起来的时候如果感觉到头晕、迷糊，这可能是血压突然降低而导致的被称为直立性低血压的症状。发表于美国《神经病学》期刊的一项新研究发现，出现直立性低血压的中年人可能在若干年后患痴呆或脑卒中的风险更高。

在该研究中，起立时的低血压被定义为收缩压降低至少 20 毫米汞柱或舒张压降低至少 10 毫米汞柱。收缩压指的是心脏收缩时血液对血管的压力，舒张压指的是心脏舒张时血液对血管的压力。正常的血压应该低于 120/80 毫米汞柱。

该研究对象涉及 11709 名平均年龄为 54 岁的参与者，研究人员对他们进行了 25 年的追踪研究。在研究开始时，所有参与者都没有心脏病或脑卒中病史。

在最初的检查期间，参与者们进行了直立性低血压筛查。他们被要求躺下 20 分钟，然后以平稳、迅速的姿势站起来，待安静后测量血压 5 次。研究人员记录了受试者起立后的血压，并与静息时的血压进行了比较。研究发现，有 552(4.7%) 人在研究开始的时候存在直立性低血压情况。

研究人员通过后续随访和查阅医疗记录的方式在整个研究过程中监测受试者的痴呆症和脑卒中发病情况。在研究期间，有 1068 人患上了痴呆症，842 人出现了缺血性脑卒中。

153. 大量饮酒对大脑有害

酒的历史与人类社会的文明史一样源远流长，适量饮酒可以使人消除紧张与疲劳、开胃健脾、舒筋活血、兴奋精神、恢复自信，在日常生活交往时可以让人觉得轻松并可活跃气氛。然而，"饮酒伤肝"是每个人都知道的常识，长期过量饮酒引起的其他危害也不可忽视。例如，长期大量饮酒，除了发生酒精依赖的情况外，饮酒过量者还可出现记忆和定向力障碍，甚至导致酒精中毒性精神障碍，严重者出现酒精中毒性痴呆，丧失劳动和生活能力。

美国纽约西奈山医学院的科学家研究了葡萄酒对携带人类阿尔茨海默病基因实验鼠的影响。研究发现，当小鼠摄入适量的赤霞珠葡萄酒时——对小鼠来说相当于6盎司（约177毫升）玻璃杯的量，小鼠的记忆能力更好，大脑中淀粉样斑块数量更少。

葡萄酒、啤酒和烈酒似乎都有降低阿尔茨海默病风险的作用，很明显是这些酒中的抗氧化物质起到了保护大脑的作用。葡萄酒饮用者可能因葡萄中白藜芦醇而享有额外的大脑保护作用，类似于限制热量以增加动物的寿命。一些研究者认为，人们必须消耗大量的葡萄酒来获得白藜芦醇对大脑健康的保护作用，"大量"的具体数值科学家并不清楚。

154. 新研究称，饮食与痴呆症不相关

一项国际研究发现，成年人到中年后的饮食质量与痴呆症的发病风险不存在必然关系，不过研究人员也表示未来还需要更深入分析来验证相关结论。

英国伦敦大学学院 2019 年 3 月 13 日发表新闻公报说，该校与法国卫生和医学研究所领衔的团队对超过 8 000 名成年人的长期健康数据进行了深入分析，这些成年人平均年龄 50 岁，其中有 300 多人在数据收集期内患上痴呆症。在这期间，研究人员通过定期的饮食调查问卷来收集相关数据，健康的饮食主要指每餐包括更多蔬菜、水果、全谷物等。

这一团队发表在新一期《美国医学会杂志》上的论文说，他们没有观察到这些人的饮食质量与痴呆症风险有明显关联。不过，研究人员表示，他们还是发现饮食质量与死亡率存在一定关系。

报告作者之一、伦敦大学学院的塞韦里娜·萨比亚说，未来还需要更多研究来

探讨饮食与其他生活方式结合能否预防痴呆症，或者饮食质量对痴呆症风险较高人群是否会产生影响。

饮食与痴呆症风险之间的关联是近年来医学研究热点之一。此前有研究发现，以蔬果、鱼类、谷物和坚果等为主的"地中海饮食"，有助将痴呆症发病年龄推迟数年。

155. 脂肪肝可能导致大脑萎缩

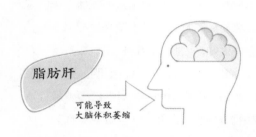

据《美国医学会神经学杂志》一项最新的研究表明，非酒精性脂肪肝（NAFLD，简称脂肪肝）可能导致大脑体积萎缩。

来自以色列海法大学公共卫生学院的伽利特·韦恩斯坦博士指出，肝脏脂肪与大脑老化之间有直接关系。60岁以下的脂肪肝患者，大脑老化程度相比同龄人多出7.3年；60～70岁年龄段的脂肪肝患者，大脑老化程度相比同龄人多出4.2年；75岁以上的脂肪肝患者，大脑老化程度相比同龄人多出1.5年。

研究人员发现，脂肪肝患者大脑活动减少，思维能力受损。为了弄清其中的机制，他们用磁共振（MRI）扫描了766名中年人的总脑容量，同时利用腹部计算机断层扫描（CT）检查肝脏，发现18%的人患有脂肪肝。

众所周知，有多种常见因素会造成大脑老化，比如心脏病、糖尿病、吸烟、超重、缺乏锻炼等，这些与脂肪肝都存在联系。通过数据分析发现，即使调整了这些因素的影响，脂肪肝本身也与大脑体积缩小有关。

156. 腰臀脂肪多，大脑易萎缩

科学家最新研究表明，身体存在额外脂肪，尤其是身体中间部位脂肪较多可能与大脑萎缩密切相关。该研究报告发表在《神经病学》杂志上。

在这项研究中，研究人员通过测量研究参与者体质指数（BMI）和腰臀比例来确定肥胖程度，发现两项指标都较高的人群大脑容量最低。BMI 是体重和身高的比值，它是由一个人的体重千克数除以身高米数平方得出的，BMI 超过 30 的人被认为是肥胖；腰 - 臀比由腰围除以臀围得出，腹部比臀部肥大者腰—臀比例较高，超过 0.9 数值的男性和超过 0.85 数值的女性被认为是"身体中间部位肥胖者"。

研究报告作者、英国拉夫堡大学马克·哈默博士说："现在研究表明，大脑萎缩与记忆力减退和痴呆症存在较高风险，但是多余身体脂肪对大脑体积是否有益亟待定论。我们研究观察了许多人，发现肥胖者，尤其是身体中间部位肥胖者，可能与大脑萎缩密切相关。"

这项研究调查了 9652 名参与者，他们平均年龄为 55 岁，19% 参与者被认定为肥胖。研究人员测量了参与者的体质指数、腰臀比和全身脂肪含量，并对他们的健康状况进行了调查。然后研究人员利用磁共振成像来确定大脑白质、灰质以及大脑不同区域的脑容量。

灰质包含大脑大部分神经细胞，其中包含自我控制、肌肉控制和感官知觉的大脑区域，白质包含连接大脑不同区域的神经纤维束。

在调整了可能影响大脑容量的因素，例如年龄、体力活动、吸烟和高血压之后，研究人员发现虽然高 BMI 与大脑容量略低有关，那些高 BMI 和腰臀比人群的灰质大脑容量低于低腰臀比人群。

具体地讲，研究人员发现 1291 名高 BMI 和高腰臀比参与者具有最低大脑灰质容量（平均值为 786 立方厘米），相比之下，3025 名健康体重者大脑灰质容量平均值为 798 立方厘米，而 514 名具有高 BMI 但没有较高腰臀比的参与者，他们大脑灰质容量平均值为 793 立方厘米。他们发现不同参与者的大脑白质容量并无显著差异。

157. 接触有毒物质铅，易患阿尔茨海默病

科学家在接触对神经有毒性的物质是不是能引起痴呆这个问题上有争议。在所有公认的神经毒剂中，对铅的研究最为全面。最近的一项研究首次以详细的数据表明，年轻时如果从事与铅接触密切的职业，那么可能会引起认知能力，特别是学习和记忆能力衰退逐渐加重。但是还不能确定年轻时过多地与铅接触就可以引起老年痴呆。

158. 多重用药老人患痴呆概率高

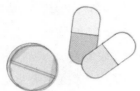

中国台湾阳明大学高龄与健康研究中心发表研究报告称，分析 12 万多名 65 岁以上民众健康与用药资料，发现多重用药、经常服用药品的老年人看急诊、住院风险较高，而且容易骨折，患痴呆概率更是其他同龄人的 4 ~ 7 倍。

该项课题研究专家提醒民众，少服抗组胺及镇定、安眠等药物，如果长期用药，务必请医师开相对不会令人昏睡的药物。

此外，抗胆碱能药种类繁多、用途广，常用于治疗胃肠道疾病、泌尿生殖系统炎症、呼吸系统疾病及失眠等，滥用这类药物恐增加患痴呆风险。原因是抗胆碱能药物作用于中枢神经系统，如果长期服用，将影响神经传导物质、影响认知功能。

调查也发现，如果服用药物后觉得昏沉、精神不济、注意力不集中，就代表药物内含抗胆碱能成分，中枢神经受到抗胆碱能药物的影响，务必要求医师换药，减少不良反应和日后患痴呆的风险。许多老年人由于患多种慢性疾病，每天服用多种药物，建议寻求医师、药师帮助指导安全用药，避免多重用药而产生不良反应。

159. 体弱或增加患老年痴呆风险

加拿大达尔豪西大学一项研究显示，身体虚弱的中老年人，即便大脑几乎没有阿尔茨海默病（老年痴呆症）相关变化，日后还是容易罹患痴呆症。相关论文刊载于 2019 年初英国《柳叶刀·神经学》期刊。

美国科学促进会主办的新闻网站"尤里卡警报"日前报道，这项研究涉及 456 名年满 59 岁的中老年人。1997 年研究开始时，研究对象都没有阿尔茨海默病。研究人员每年让研究对象参与神经心理测验和健康状况评估，用心脏病、骨质疏松、活动能力等 41 个指标评估他们的身体健康程度。研究对象去世后，研究人员检测他们大脑斑块与神经缠结以确定阿尔茨海默病相关的大脑变化。

结果显示，8% 的研究对象虽然出现诸多阿尔茨海默病相关的大脑变化但并没有阿尔茨海默病临床症状，11% 的阿尔茨海默病患者大脑其实并未出现多少相关变化。

160. 退休或致脑功能迅速衰退

期待在辛苦工作多年后享受漫长而悠闲退休生活的人们或许需要重新计划了，新的研究结果显示，在停止工作后脑功能会迅速衰退。

英国一项大型研究对 3 400 名退休公务员进行了跟踪，结果发现，这些人退休后短期记忆力衰退的速度快了近 40%。研究人员警告说，缺乏有规律的刺激似乎会重创认知功能，加快记忆丧失和痴呆的速度。英国曼彻斯特商学院组织心理学专家凯里·库珀教授说，这项研究证实了此前的研究结果，即"用进废退"。

161. 老年抑郁易出现记忆障碍

美国迈阿密大学一项研究显示，老年人抑郁与记忆障碍有关。研究涉及 1111 名平均年龄 71 岁、无脑卒中史的志愿者。研究人员起初对所有志愿者做脑部扫描、心理测试、记忆力和思维能力评估，5 年后再次测试他们的记忆力和思维能力。结果显示，研究之初，22% 的志愿者出现较多抑郁症状，综合考虑志愿者年龄、种族、是否服用抗抑郁药物等相关因素后，他们发现抑郁症状较多与情节记忆较差有关。情节记忆属于长时记忆，记忆内容是与一定时间、地点和具体情境相联系的事件。

研究人员发现，与没有抑郁症状的志愿者相比，抑郁症状较多者大脑结构发生变化，如脑容量较小，脑部小血管病变风险较高。抑郁和大脑老化可能同时发生，抑郁症状可能以小血管疾病形式影响大脑健康。

162. 久坐或影响中老年人记忆力

早前已有研究称，久坐会使中老年人罹患心脏病、糖尿病和早逝的风险增加。2018 年 4 月 12 日发表在《科学公共图书馆·综合》杂志上的最新研究成果，在此基础上着重探讨了久坐不动对大脑的影响。

美国加利福尼亚大学洛杉矶分校的研究人员发表报告称，最新研究成果显示久坐与内侧颞叶变薄有关联。内侧颞叶是大脑中参与形成新记忆的区域。研究人员还说，大脑相关区域变薄可能是中老年人认知功能衰退和痴呆的前兆。

163. 老人视力差患痴呆风险大

法国波尔多大学最新发表的一项研究称，视力差的老年人罹患老年痴呆症的风险更大。

为了评估视力与老年痴呆之间的关系，研究小组招募了 7 736 名 65 岁以上的老人，其中 8.7% 的人有轻度近视，4.2% 的人为中度及重度近视，5.3% 的人为远视。在 12 年的跟踪调查期间，共有 882 人患上老年痴呆。研究人员排除了年龄、性别、受教育程度、收入、抑郁症状、高血压、吸烟情况、心血管疾病史等因素后发现，视力正常的参与者老年痴呆发病率为 10.2%，轻度、中度近视的老年痴呆发病率分别为 17.1% 和 21.2%，远视的老年痴呆发病率为 18.6%。

研究人员建议，在老年痴呆等神经变性疾病的诊断中医生应将视力因素纳入其中。患者也不应该想当然地认为，视力减退是正常衰老。出现视力突然衰退，最好接受全面检查，以排除疾病隐患。

164. 女性喜怒无常易患老年痴呆

瑞典科学家发现，那些最焦虑、最具嫉妒心和最喜怒无常，且长期承受压力的女性患阿尔茨海默病（俗称老年痴呆症）的风险要比这些特征得分最低的女性高出 1 倍。

研究者将神经过敏症定义为容易悲伤和展现出焦虑、嫉妒或喜怒无常的性格特征，具有这种性格特征的人更容易表现出内疚、愤怒、嫉妒、担忧和消沉。在所有接受分析的女性中，有神经过敏症的女性患阿尔茨海默病的风险最高。她们中有 1/4 的人患上这种疾病，而那些外向且不易悲伤的女性只有 13% 的人患病。

165. 健忘可能意味着你更聪明

最近有研究证明，健忘可能是个优点。事实上，选择性记忆甚至可能表明智商更高。

对记忆进行的传统研究专注于牢记不忘的优势。但是，通过最近几年统计的记忆数据，加拿大多伦多大学的研究人员保罗·弗兰克兰和布莱克·理查兹发现，就决策而言，与遗忘有关的神经生物学同人们大脑选择牢记不忘同等重要。他们发表在《神经元》期刊上的研究论文指出："记忆的目的本质上不是无视时间流逝传递信息，相反，记忆的目的是优化决策。因此，记忆系统的短暂性与持久性一样重要。"

理性决策并不意味着你需要随时掌握所有信息，它仅仅意味着你需要紧紧抓住最有价值的信息，这意味着需要为最新的客户和情景信息清理记忆宫殿的空间。大脑通过产生新的海马神经元完成清理，海马能够改写影响人们决策的现有记忆。

166. 新血检方法可提前 16 年预测阿尔茨海默病

美国等国研究人员在新一期英国《自然·医学》杂志上发表报告说，他们开发出一种血液检测方法，在患者出现症状 16 年前就能发现阿尔茨海默病迹象。医生在未来有望通过这种方法快速、廉价地检测各类神经退行性疾病。

美国华盛顿大学和德国神经退行性疾病中心等机构研究人员将一些特定基因变异的人以及他们的亲属作为研究对象，进行了长期跟踪。这些人的亲属基因并没有变异，而这种特定基因变异可使携带者最早在 30 多岁时就患上阿尔茨海默病。

在出现阿尔茨海默病症状的 16 年前，特定基因变异者的血液中就可检测出升高的神经丝轻链蛋白水平，且这种蛋白水平的升高与大脑楔前叶（顶叶内面）的萎缩同步，楔前叶与记忆有关。神经丝轻链蛋白是构成神经元内骨架的结构蛋白。神经元受损或死亡时，这种蛋白质会进入脑脊液，从而进入血液。

研究人员说，脑脊液中这种蛋白质水平升高是脑细胞受损的明显证据，但获取脑脊液需要腰椎穿刺，既不方便也不经济，而新开发的血检方法方便、快捷又经济。

参与研究的华盛顿大学医学院的布赖恩·戈登说，这种蛋白标记物并不限于提前发现阿尔茨海默病，多发性硬化症、脑创伤等多种神经疾病都会导致这种蛋白水平升高。未来有望通过观察这种蛋白水平，快速、廉价地检测各类神经退行性病变。

167. 认知训练干预早期痴呆效果明显

2019 年初，首都医科大学宣武医院神经内科首席专家贾建平团队在国际痴呆领域知名期刊《阿尔茨海默病与痴呆》上发表最新研究成果，他们通过随机对照试验证实了认知训练可改善血管性轻度认知功能障碍患者的整体认知功能，并揭示神经可塑性是患者认知功能改善的内在机制。该研究成果为临床上开展痴呆预防和早期干预提供了有力的证据。

血管性认知功能障碍是引起认知障碍的第二大病因，仅次于阿尔茨海默病。由贾建平牵头的全国多中心研究显示：我国目前轻度认知障碍患者超过 2000 万人，其中血管性轻度认知功能障碍位列第一，比例高达 42%，但目前仍无获批的有效治疗药物。

作为一种非药物治疗方法，认知训练近年来在痴呆预防和早期干预中的作用受到越来越广泛的关注，是国际学术研究热点。2016 年，贾建平团队牵头开展相关研究。研究将入组的 60 名患者随机分为认知训练干预组及对照组。干预组连续 7 周进行每周 5 天、每天 30 分钟的认知训练，对照组接受同等时间固定难度的简单计算机操作任务。结果显示，干预组的蒙特利尔认知评估量表评分从平均 21.87 升高到 25.22 分，对照组从 21.23 分下降到 21.15 分。进一步采用静息态功能磁共振分析发现，干预组患者脑默认网络与执行控制网络间的连接显著增强，提示神经可塑性是认知训练改善患者认知功能的内在机制。

据悉，这是国际上首个针对血管性轻度认知功能障碍进行认知训练干预的研究。此次研究所采用的认知训练系统由研究团队开发。

168. 女性大脑比男性更年轻

一项将年龄基于新陈代谢而非出生时间的研究发现，女性比同龄男性拥有更年轻的大脑，男女之间平均存在 3.8 年的差异。该发现或有助于解释为何女性比男性更有可能在晚年保持敏捷的思维。相关成果日前发表于美国《国家科学院院刊》。

所有大脑都会随着年龄增长而变小。研究证实，男性的大脑往往以更快的速度萎缩。为进一步探寻其中的差异，华盛顿大学医学院马努·戈雅和同事研究了年龄在 20 ～ 82 岁的 205 名男性和女性的大脑。

研究人员利用正电子发射断层扫描，这是一种通过测量氧气和葡萄糖流动阐明大脑新陈代谢状况的成像技术。大脑消耗大量葡萄糖作为能量，但利用模式随着年龄增加而改变。

研究人员发现，对于男性和女性来说，基于新陈代谢的大脑衰老均同基于时间

远离老年痴呆
预防是最好的治疗

的衰老存在对应关系，但从新陈代谢角度来说，在任何特定年龄，女性的大脑都要比男性年轻。

"并不是男性的大脑衰老得更快，而是它们开始成年的年龄比女性早 3 年左右，并且持续一生。"戈雅说："我认为，这或许意味着女性在晚年不会经历太多的认知能力下降是因为她们的大脑相对年轻。我们正致力于开展研究来证实这一点。"

169. 超声波扫描颈部可预测患痴呆风险

据英国广播公司网站近日报道，科研人员用超声波技术对人的颈部进行扫描，通过观察颈部血管情况可以预测哪些人在未来 15 年内患老年痴呆的风险较高。这一过程只需要 5 分钟。

研究人员发现，那些脉搏跳动比较强的人在未来 10 年更容易出现认知能力下降。分析认为，如果脉搏跳动较强可能会给脑部微血管造成损害。同时，还可能会给脑部血管网络带来结构性改变，甚至导致脑部少量出血，形成轻微脑卒中。

研究人员在 15 年期间一直对选定的 3000 名志愿者进行跟踪扫描，并对他们的记忆力和解决问题能力进行追踪分析，结果发现那些脉搏跳动最强的人比其他志愿者出现认知能力下降的风险大约高出 50%。

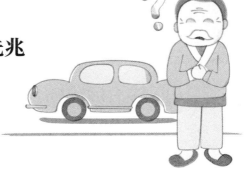

170. 迷路或是痴呆的先兆

英国研究人员发现，失去方向感或者在熟悉的环境中也会迷路或许预示着以后可能会患上阿尔茨海默病。爱丁堡大学与多个研究中心合作开展"预防"项目，旨在揭示老年痴呆症首先影响哪一部分大脑。研究人员招募 2 组 41 ～ 59 岁志愿者，第一组近亲中有阿尔茨海默病患者，自己属于罹患这一疾病的高危人群；第二组则与阿尔茨海默病毫无关系。

研究人员发现，高危志愿者在定位能力测试中成绩较差，大脑扫描结果显示，负责定位的海马体积较小。研究人员说："阿尔茨海默病被认为是一种记忆力衰退疾病，但我们的研究显示，人们真正遇到的问题，最起码最初遇到的问题并非记忆力衰退，而是辨别物体或自身的位置能力下降。他们正在丧失定位能力。"

171. 超声波疗法应用于治疗老年痴呆

最近，一项针对老年痴呆症的超声波疗法即将在澳大利亚布里斯班进行临床试验。这项技术是由昆士兰大学的研究人员研发的，并且在2015年首次被人们熟知。

在最初的试验中，研究人员使用超声波从老鼠大脑中移除淀粉样蛋白 (Aβ)。因为 Aβ 是老年痴呆症患者大脑中淀粉样蛋白斑块的主要成分。研究人员发现，清除老鼠大脑中的 Aβ 能够恢复记忆并抵消老年痴呆症的退化性影响。目前，这项技术已经成功在更高等级的哺乳动物身上进行了试验，预计在2019年年底将在少量人类患者身上进行第一阶段安全试验。

克莱姆 - 琼斯老龄化研究中心主席、昆士兰大学教授尤尔根·戈茨称："超声波以惊人的速度振荡，这样会激活微神经胶质细胞，它们会消化和消除那些破坏大脑突触的淀粉样蛋白斑块。我认为，完全可以用突破性进展来形容这项研究，因为它从根本上改变了对于这种疾病治疗方法的理解。"

研究者称，超声波技术会使血脑屏障暂时打开，让大脑中的微神经胶质细胞激活 Aβ 斑块。这种非侵入式的方法不需要使用药物，这意味着该治疗方法如果真正得到推广，有可能非常容易被人们采用。

172. 阿司匹林治疗阿尔茨海默病

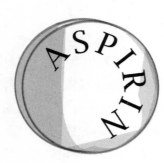

一个世纪以来，阿司匹林作为解热镇痛药，为解除全人类的病痛做出了较大贡献。如今，阿司匹林在预防和治疗疾病方面又有了更广泛的用途，如防治冠心病、防治高血压并发症、预防大肠癌等，还可以治疗阿尔茨海默病。

美国一项研究发现，服用阿司匹林防治冠心病及脑血栓的人，其大肠癌的发病率比不服阿司匹林者低 40%

以上。进一步对大肠癌的研究发现，大肠癌的癌组织中环氧化酶 -2 显著提高，这种酶在代谢中可产生多种毒性物质，导致癌症和其他疾病。阿司匹林可以抑制这种酶的活性，减少毒性物质的产生，所以长期服用小剂量阿司匹林能预防大肠癌的发生。有大肠癌家族史、多发性肠息肉和结肠炎的患者，更有必要长期服用阿司匹林。

与大肠癌的发病相似，环氧化酶 -2 也与早老性痴呆的发病有关。因此，老年人长期服用小剂量阿司匹林，不仅能预防大肠癌的发生，而且还可改善早老性痴呆患者的记忆力减退症状。

需要注意的是，患有胃溃疡、十二指肠溃疡、严重胃炎的患者，如长时间服用阿司匹林会诱发溃疡发作、疼痛和出血。所以，在服用阿司匹林时应尽量选用肠溶型制剂或餐后服用。如果已有严重胃部反应，可在专科医生指导下加服胃黏膜保护剂。

173. 增强自尊和乐观让痴呆患者更幸福

日前，源自一项大规模研究的两篇研究报告发表在《阿尔茨海默病及相关疾病》杂志上，科学家发现许多因素对于生活质量具有重要影响。研究发现，无论是痴呆症患者还是照料者，他们的乐观、自尊，以及是否孤独和抑郁，都与更好的生活质量和幸福感密切相关。

对于痴呆症患者而言，他们的社交环境和生活能力是管理日常生活的重要因素。照料者的护理经验以及是否感到困扰或者孤立，将作为他们是否能生活得更好的关键指标。这项研究旨在改善痴呆患者病情和提升生活质量，研究范围涉及 1 547 名轻度到中度痴呆患者和 1 283 名照料者，研究人员对这两组人群的生活质量以及他们对生活和幸福的满意度、痴呆症和整体健康之间的关系进行了评分。

研究小组将测评结果对痴呆患者和照料者进行"生活幸福指数"打分，研究报告作者、英国埃克塞特大学教授林奇·克莱尔说："这项研究对于全球 5000 万名痴呆症患者的生活质量至关重要，揭示了哪些因素能最大化提高幸福感和生活质量，它们将转化成更好的方式帮助痴呆症患者。"研究报告合作作者、埃克塞特大学安东尼·马特尔博士说："该研究对于我们如何精力集中帮助痴呆症患者健康生活提供了更具体的指导。而对于照料者而言，这可能涉及加强社区联系和建立强大社交网络，从而确定其真实作用。"

174. 一种抗眩晕药有助恢复记忆

日本北海道大学日前发布的一项最新研究成果发表在美国《生物精神病学》杂志网站上。研究显示，抗眩晕处方药倍他司汀具有帮助恢复记忆的功能，可能有助于痴呆症的治疗。

研究人员让 38 名健康成年人观看 128 张照片，一周后再对他们展开测试，给他们看上周看过的、没看过的和类似的照片各 32 张，并查看他们记忆照片的正确率。其中一组人在辨认照片前会服用倍他司汀，另一组人则服用安慰剂。

结果发现，服用倍他司汀的人能够回忆起更多照片，记忆照片的正确率要高出约 11%。进一步分析发现，越是记忆成绩差的人服用这种药的效果就越明显。

研究专家解释说，倍他司汀能够刺激大脑释放神经传导物质组胺，帮助人或动物回忆起已经忘掉的部分记忆。研究人员希望这一研究能够有助于医学界研发治疗阿尔茨海默病的新药。

175. 治痴呆症药物能帮助蛀牙再生

2017 年，英国一项研究发现，曾经作为治疗阿尔茨海默病的药物在 2012 年因临床试验失败而停止研发。但近来发现，这种药物具有帮助牙本质再生的作用。

研究人员将吸满该药物的棉球塞入老鼠蛀掉的牙洞，棉球上有玻璃化合物覆盖，此药物能刺激牙髓干细胞分裂，让牙本质重新长出。6 周后，实验鼠的蛀洞已被牙本质填满，棉球也自然分解掉了。这项技术有望在 3 ~ 5 年内应用于人体。

中国台湾台北市立联合医院仁爱院区牙科主任赖智信评价说，这是一项不错的进步，但须再观察长出来的牙本质是否足够坚硬，如果牙本质不够硬，那么新补的牙齿还可能会出现塌陷。

9
CHAPTER

第九篇 附录

简易智能精神状态量表（MMSE）

1975 年由福斯坦编制，1991 年莫洛伊等发表了标准的简易精神状态量表版本 (sMMSE)，规范了指导用语，便于多中心研究。由于文化背景的关系，我国仍采用福斯坦的中文修订版。该表是目前运用最广泛的认知筛查量表，它包括对定向能力 (10 分)、即刻回忆 (3 分)、注意力和计算能力 (5 分)、延迟回忆 (3 分)、视空间觉 (1 分) 和语言功能 (8 分)(命名、复述、阅读、书写、理解) 的评估。

量表总分 30 分，得分越高表示认知功能越好。福斯坦设计时以 MMSE ＜ 25 分为可疑痴呆。目前国际及我国研究显示：MMSE ≥ 27 分为正常，21 ~ 26 分为轻度痴呆，10 ~ 20 分为中度痴呆，＜ 10 分为重度痴呆。

判定标准：

本量表的优点在于操作简便，整个检查耗时 5 ~ 10 分钟，特别适用于老年人群，可作为大样本流行病学调查的筛查工具，它在评估中重度认知损害时假阴性率极低。另外，MMSE 的低分及其下降速度可以作为痴呆预后的预测因素，5 年随访研究表明，正常衰老时 MMSE 减少约 0.25 分 / 年，病理衰老约 4 分 / 年。

MMSE 缺点是易受教育程度的影响，文化程度较高的老年人可能有假阴性，文化程度低的可能有假阳性。此外，量表的语言功能主要检查左半球大脑病变所致的认知功能缺陷，对右半球和额叶病变引起的认知功能障碍不够敏感，不能用于不同病因的鉴别诊断，作为认知减退的随访工具也不够敏感。

简易智能精神状态量表
（MMSE）

认知功能障碍：最高得分为 30 分，分数在 27 ~ 30 分为正常，分数＜ 27 为认知功能障碍。

痴呆划分标准：文盲≤ 17 分，小学程度≤ 20 分，中学程度 (包括中专) ≤ 22 分，大学程度（包括大专）≤ 23 分。

痴呆严重程度分级：轻度，MMSE ≥ 21 分；中度，MMSE 10 ~ 20 分；重度，MMSE ≤ 9 分。

姓名：_____ 性别：____ 年龄：____ 文化程度：____ 评定日期：_____

发病日期：_____ 初步诊断：_____ 评定者（签名）：_____

	项 目	积 分
定向力 （10分）	1. 今年是哪一年？	1 0
	现在是什么季节？	1 0
	现在是几月？	1 0
	今天是几号？	1 0
	今天是星期几？	1 0
	2. 你住在哪个省？	1 0
	你住在哪个县（区）？	1 0
	你住在哪个乡（街道）？	1 0
	咱们现在在哪家医院？	1 0
	咱们现在在第几层楼？	1 0
记忆力 （3分）	3. 告诉你三种东西，我说完后，请你重复一遍并记住，待会还会问你（各1分，共3分）	3 2 1 0
注意力和计算力 （5分）	4. 100－7＝？ 连续减5次（93、86、79、72、65，各1分，共5分。若错了，但下一个答案正确，只记一次错误）	5 4 3 2 1 0
回忆能力 （3分）	5. 现在请你说出我刚才告诉你让你记住的那些东西	3 2 1 0
语言能力 （9分）	6. 命名能力 出示手表，问这个是什么东西？	1 0
	出示钢笔，问这个是什么东西？	1 0
	7. 复述能力 我现在说一句话，请跟我清楚地重复一遍（四十四只石狮子）	1 0
	8. 阅读能力 （闭上你的眼睛）请你念念这句话，并按上面意思去做！	1 0
	9. 三步命令 我给你一张纸请你按我说的去做，现在开始：用右手拿着这张纸，用两只手将它对折起来，放在你的左腿上。"（每个动作1分，共3分）	3 2 1 0
	10. 书写能力 要求受试者自己写一句完整的句子	1 0

11. 结构能力（出示图案）请你照上面图案画下来！	1 0

例如：

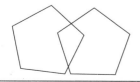

画钟实验（CDT）

画钟实验常用于筛查视空间觉和视构造觉的功能障碍，是一种复杂的行为活动。除了空间构造技巧外，尚需很多知识功能参与，涉及记忆、注意、抽象思维、设计、布局安排、运用、数字、计算、时间和空间定向概念、运作的顺序等多种认知功能。操作更简单、省时，也更易被患者所接受。

CDT 虽有多种评定方法，但以"0 ~ 4 分法"简单、敏感和易行，其痴呆确诊率可达 75%，因为痴呆患者常常无法完整无缺地画一钟表盘面。

方法：要求患者画一钟表盘面，并把表示时间的数目字写在正确的位置，待患者画一圆并填完数字后，再命患者画上时针、分针，把时间指到 7 点 11 分等。

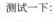
测试一下：

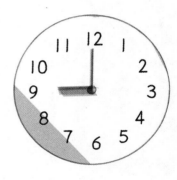

记分方法：

（1） 画一封闭的圆 1 分；

（2） 数目字位置正确 1 分；

（3） 12 个数字无遗漏 1 分；

（4） 分时针位置正确 1 分。

判定标准：

4 分为认知功能正常，3 ~ 0 分为轻、中和重度认知功能障碍，其严重程度和 MMSE 计分一致性好。

如：　　　CDT　0 分 = MMSE 3 ~ 5 分

　　　　　　CDT　1 分 = MMSE 14 分

　　　　　　CDT　2 分 = MMSE 19 ~ 20 分

　　　　　　CDT　3 分 = MMSE 23 ~ 24 分

　　　　　　CDT　4 分 = MMSE 30 分

长谷川痴呆量表（HDS)

1974 年，日本学者长谷川和夫创制了老年痴呆检查量表，至今已和简易智能精神状态量表 (MMSE) 等共同成为当今世界上使用最为广泛的老年痴呆初筛工具之一，它的主要用途是用于群体的老年人调查。

长谷川痴呆量表总计 11 项问题，其中包括定向力 (2 题)、记忆功能 (4 题)、常识 (2 题)、计算 (1 题)、物体铭记命名回忆 (2 题)，简单易行，对痴呆的早期诊断很有帮助。该量表经我国学者修正后，已适合中国国情，故在我国应用比较多，可以说是目前国内应用最广泛的量表。

	询问内容	记分				
		错误				正确
定向力	（1）今天是几月？几日？星期几？	0	1	2		3
	（2）你现在在什么地方？	0				2.5
	（3）你多大年纪？	0				2
记忆力	（4）你在这里住了多久？	0				2.5
	（5）你在什么地方出生？	0				2
	（6）新中国何时成立？（年、月、日）	0	1.5	2.5		3.5
日常知识	（7）1 年有多少天？	0				2.5
	（8）我们国家总理是谁？主席是谁？	0		1.5		3
计算力	（9）100 − 7=？再减 7=？	0		2		4
近记忆	（10）倒数数字，如 682 → 286,3529 → 9253	0		2		4
	（11）5 个物体任意拿走 1 个，问少了什么？	0	0.5	1.5	2.5	3.5
	总分：					

长谷川痴呆量表 (HDS) 总分为 32.5，HDS ＞ 30.5 为正常，30.5 ~ 22 之间为亚正常，21.5 ~ 10.5 为可疑痴呆，10 ~ 0 为痴呆。

在实践应用中发现，只有严重痴呆才会在 10 分以下。实践应用还发现，本表用于测试健康人的得分与受教育程度有关，即受教育程度越低得分越少。因此，用HDS 评定是否痴呆，不同文化程度的标准应该有所区别，不要完全用上述得分标准轻易地确定诊断。

认知功能筛查量表 (CASI)

美国加州大学李眉教授于 1987 年将 MMSE 增加题数和项目修订为 3MS。认知功能筛查量表 (CASI) 根据 3MS 的试用效果编制，包括定向、注意、心算、远时记忆、新近记忆、构图能力、语言 (命名，理解，书写)、言语流畅性、概念判断 9 个因子，共 30 题，费时 15 ～ 20 分钟，间隔 1 个月重测信度为 0.92。

认知功能筛查量表总分 30 分，得分可换算为 MMSE、HDS 的分数，有中、英、日、西 (班牙) 等不同语言版本，可用于不同文化背景的比较，已在美国、日本和我国香港、台湾、上海等地得到应用。作者将时间定向、言语流畅性、即刻与短时听觉词语记忆组成 CASI 简式，其敏感性和特异性甚至高于 MMSE 和 HDS。

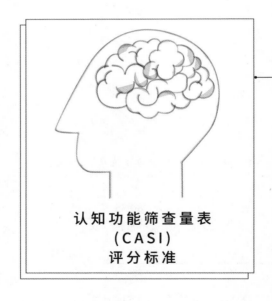

认知功能筛查量表
（CASI）
评分标准

总　分：_____

注：答对 1 题给 1 分，共 30 分，≤ 20 分为异常。

题　目	分值	得分
1. 今天是星期几？	1	☐
2. 现在是哪个月？	1	☐
3. 今天是几号？	1	☐
4. 今天是哪一年？	1	☐
5. 这是什么地方？	1	☐
6. 请说出 872 这 3 个数字。	1	☐
7. 请倒过来说刚才这 3 个数字。	1	☐
8. 请说出 6371 这 4 个数字。	1	☐
9. 请听清 694 这 3 个数字，然后数 1～10，再重复说出 694。	1	☐
10. 请听清 8143 这 4 个数字，然后数 1～10，再重复说出 8143。	1	☐
11. 从星期日倒数到星期一。	1	☐
12. 9 加 3 等于几？	1	☐
13. 再加 6 等于几（在 9 加 3 的基础上）？	1	☐
14. 18 减 5 等于几？请记住这几个词，等一会我会问你：帽子、汽车、树、26。	1	☐
15. 快的反义词是慢，上的反义词是什么？	1	☐
16. 大的反义词是什么？硬的反义词是什么？	1	☐
17. 橘子和香蕉是水果类，红和蓝属于哪一类？	1	☐
18. 这是多少钱？（角　分）	1	☐
19. 我刚才让你记住的第一个词是什么？（帽子）	1	☐
20. 第二词呢？（汽车）	1	☐
21. 第三个词呢？（树）	1	☐
22. 第四个词呢？(26)	1	☐
23. 110 减 7 等于几？(103)	1	☐
24. 再减 7 等于几？(96)	1	☐
25. 再减 7 等于几？(89)	1	☐
26. 再减 7 等于几？(82)	1	☐
27. 再减 7 等于几？(75)	1	☐
28. 再减 7 等于几？(68)	1	☐
29. 再减 7 等于几？(61)	1	☐
30. 再减 7 等于几？(54)	1	☐

简易智力检测量表（AMTS）

　　这是 1974 年制定的痴呆筛查量表，针对受试者进行询问，全量表 10 个小题，共 10 分，低于 7 ~ 8 分时表示认知能力下降，测试约需时 3 分钟。

题　目	分值	得分
1. 请你说出你的年龄	1	☐
2. 请你告诉我，现在的时间（注意：±1 小时均可给分）	1	☐
3. 我现在告诉你我们这儿的地址，请你跟我说一遍并记住，过一会我还要问你	1	☐
4. 请你告诉我，今年是哪一年	1	☐
5. 请你告诉我，我们单位的名称（注意：不能提醒受试者这是医院，如果受试者回答是医院，可继续提问：是哪家医院）	1	☐
6. 请你告诉我，我是做什么工作的 　（注意：回答是医生、大夫或医院工作人员均可给分）	1	☐
7. 请你告诉我，你的生日	1	☐
8. 请你告诉我，我们国家的国庆节是哪一天	1	☐
9. 请你告诉我，我们国家现在的主席是谁	1	☐
10. 请你按顺序从 20 数到 1	1	☐
11. 请你告诉我，我们这儿的地址，我刚才跟你说过的	1	☐

评分标准： 每答对一题记 1 分，答错 0 分。其中：

第 1 题，在患者实际年龄 ±5 岁，均为正确。

第 2 题，患者回答当时的具体时间或回答上午、下午、夜晚均为正确。

第 4 题，回答的年份在实际年份 ±1 年，均为正确。

第 10 题，患者必须由 20 倒数至 1，并完全正确，该题才能记 1 分。

判定标准：

8 ~ 10 分，提示认知功能正常；

4 ~ 7 分，提示认知功能一般；

0 ~ 3 分，提示认知功能差。

自测题：你会为大脑补充营养吗

对下列各题作出"是"或"否"的选择。	是	否
1. 不高兴的时候，你常常就不吃饭吗？	☐	☐
2. 你偏食吗？	☐	☐
3. 你常吃一些富含蛋白质的食物吗？	☐	☐
4. 你经常吃罐装食品吗？	☐	☐
5. 由于时间来不及，你时常不吃早饭吗？	☐	☐
6. 晚上睡得迟时，你会吃一些点心充饥吗？	☐	☐
7. 你每餐吃饭时间基本上固定吗？	☐	☐
8. 你非常喜欢吃油炸食品吗？	☐	☐
9. 你吃饭狼吞虎咽，不细嚼就往下咽吗？	☐	☐
10. 在家里吃饭时，你挑食得厉害吗？	☐	☐
11. 你常边吃东西边看书吗？	☐	☐
12. 节假日时，你常常吃得过饱以致胃部有些不适吗？	☐	☐
13. 通常，不管菜的好坏，你每餐吃饭量差不多吗？	☐	☐
14. 你常常在吃饭时听些轻松的音乐吗？	☐	☐
15. 你是否对菜比较挑剔？	☐	☐
16. 当不喜欢饭桌上的菜时，你是否胡乱吃上一点点饭就算了？	☐	☐
17. 你常吃鸡蛋或奶制品吗？	☐	☐
18. 你常吃豆腐之类的豆制品吗？	☐	☐
19. 你常吃鱼或瘦肉吗？	☐	☐
20. 你常吃蔬菜或水果吗？	☐	☐
21. 你常吃花生、核桃之类的坚果类食品吗？	☐	☐
22. 你常吃海产品吗？	☐	☐
23. 你饮食偏咸吗？	☐	☐
24. 你通常每餐都荤素搭配吗？	☐	☐
25. 你注意增加体育活动或体力劳动来增强自己的食欲吗？	☐	☐
26. 你常有胃痛或饭后反酸水现象吗？	☐	☐
27. 你经常食欲不振吗？	☐	☐
28. 你经常拉肚子吗？	☐	☐
29. 你有糖尿病吗？	☐	☐
30. 你有肝病吗？	☐	☐

你的总分： _____

评分规则：

第 1、2、4、5、8、9、10、11、12、15、16、23、26、27、28、29、30 题答"是"记 0 分，答"否"记 1 分。其余各题答"是"记 1 分，答"否"记 0 分。各题得分相加，统计总分。

评分标准：

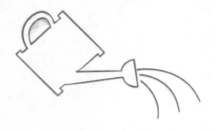

0～8 分：

你不懂得如何为大脑补充营养。

9～19 分：

你的某些饮食习惯不好，或者某类对大脑营养有益的食品摄入不够，或者存在某种消化系统疾病。

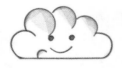

20～30 分：

你饮食习惯总的来说是好的。

压力水平测试

压力无处不在。许多人常常需要面对各种烦恼、需求和不确定因素的干扰，而这些都会在不同程度上影响大脑健康。慢性压力不仅降低了生活质量，也增加了患阿尔茨海默病的风险。虽然人们无法消除所有导致压力产生的外在因素，但是可以学会管理触发压力的事件，降低压力对大脑神经的不良影响。

下面的测试可以了解你目前面临的压力状况以及这些压力对你日常生活的影响。

精神症状	很少		有时		经常
担心甚至对于明天来说都不重要的事情	1	2	3	4	5
把事情往最坏里想	1	2	3	4	5
感觉紧张，易怒或不耐烦	1	2	3	4	5
反复思考让你感到烦恼的事情，无法停止	1	2	3	4	5
事情永远不会变好的一种绝望感	1	2	3	4	5

合计：＿＿＿＿＿

躯体症状	很少		有时		经常
入睡困难，整夜不睡，或白天有疲劳感	1	2	3	4	5
神经紧张，坐立不安或烦躁不安	1	2	3	4	5
心动过速，口干或气短	1	2	3	4	5
食欲减退或增加	1	2	3	4	5
头痛、颈部痛或胃部不适	1	2	3	4	5

合计：＿＿＿＿＿

应对能力	很少		有时		经常
做事情不能坚持到底	1	2	3	4	5
回避能减轻压力的方法（冥想，体育锻炼等）	1	2	3	4	5
犹豫不定	1	2	3	4	5
无法掩饰你的焦虑	1	2	3	4	5
很难寻求帮助	1	2	3	4	5

合计：＿＿＿＿＿

如果三个表格中每个表格的分数均≤ 10 分，说明你现在是过着平静安逸的生活，或者有自己的一套应对日常生活压力的方法。如果上述任何一个表格分数≥ 15 分，说明你要有目的地减少这一领域对你产生的压力。三个表格的总体分数将帮助你判断和分析需要花费多少精力在减压上。如果总分＞ 35 分，那么你需要重视压力管理了。

老年人跌倒评估量表

项　目	是	否
1. 是否每天服用 4 种以上的药物？	☐	☐
2. 自己或朋友是否察觉你最近"听力"不如从前？	☐	☐
3. 自己或朋友是否察觉你最近"视力"不如从前？	☐	☐
4. 过去 6 个月内，是否曾经跌倒 2 次或 2 次以上？	☐	☐
5. 是否经常穿着过松的拖鞋，或者过长的睡袍？	☐	☐
6. 需费力才能拿取高于你头部的物品？	☐	☐
7. 需费力才能捡取地上的物品？	☐	☐
8. 需费力才能进出浴缸？	☐	☐
9. 需费力才能从椅子中站起或坐下？	☐	☐
10. 需扶靠物品行走？	☐	☐
11. 家里有不固定的小地毯？	☐	☐
12. 家里楼梯两侧未装安扶手？	☐	☐
13. 是否将杂物堆放在走道上？	☐	☐
14. 家里是否有昏暗的房间？	☐	☐

注：选"是"的项目越多，跌倒的可能性越高，要特别留意小心。

中国阿尔茨海默病协会

简　介

中国阿尔茨海默病协会 (Alzheimer's disease Chinese) 是国内最大的、专门从事老年痴呆宣传教育等公益性活动的专家志愿团体，是一个非营利性、非政府的组织，筹建于 1998 年，2002 年被正式批准成立并成为国际阿尔茨海默病协会在中国的唯一正式成员。

具体信息参见 http：//www.adc.org.cn/

预防是最好的治疗　远离老年痴呆

参考文献

[1] Bryan D.James,Sue E,et al.Contribution of Alzheimer disease to mortality in the United States. Neurology online published,march 5th，2014.

[2] Eric B.Larson,Kristine Yaffe,Kenneth M. Langa. New Insights into the Dementia Epidemic.The New England Journal of Medicine. November 27,2013:1—3.

[3] Kit Yee Chan,Wei Wang, Jing Jing Wu, et a1. Epidemiology of Alzheimer's disease and other forms of dementia in China. 1990—2010：a systematic review and analysis. Lancet,2013,381:2016—2023.

[4] Smith J C,Nielson K A,Antuono P,et a1. Semantic memory functional MRI and cognitive function after exercise intervention in mild cognitive impairment. J Alzheimer's Dis,2013,37(1):197—215.

[5] Alzheimer's Association.2014 Alzheimer's disease facts and figures.Alzheimers Dement,2014,10(2):e47—92.

[6] Alzheimer's Association.2015 Alzheimer's disease facts and figures.Alzheimers Dement,2015,1l(3):332—384.

[7] Emmerzaal T L,Kiliaan A J,Gustafson D R.2003—2013:a decade of body mass index.Alzheimer's disease,and dementia.J Alzheimers Dis,2015,43(3):739—755.

[8] Ngandu T,Lehtisalo J,Solomon A,et a1.A 2 year multidomain intervention of diet,exercise,cognitive training,and vascular risk monitoring versus contro1 to prevent cognitive decline in at—risk elderly people(FINGER):a randomised controlled trial.Lancet,2015, 385(9984):2255—2263.

[9] Gardette V,Lapeyre—Mestre M,Piau A,et a1.A 2—year prospective cohort study of antidementia drug nonpersistency in mild—to—moderate Alzheimer's disease in Europe:predictors of discontinuation and switch in the ICTUS study.CNS Drugs,2014,28(2):157—170.

[10] A A.Changing the Trajectory of Alzheimer's disease:How a Treatment by 2025 Saves Lives and Dollars.Alzheimer's Association,Chicago, 2015.

[11] ADI.World Alzheimer Report 2014.Alzheimer's disease International,London,2014.

[12] Langa K M.Is the risk of Alzheimer's disease and dementia declining?Alzheimer's Res.Ther,2015,7:34.

[13] Marcus R,Keogh—Brown,Henning Tarp Jensen,et a1.The Impact of Alzheimer's Disease on the Chinese Economy.EBioMedicine,2016,4:184—190.

[14] Matthews F E,Arthur A,Barnes L E,et a1.A two—decade comparison of prevalence of dementia in individuals aged 65 years and older from three geographical areas of England:results of the Cognitive Function and Ageing Study Ⅰ and Ⅱ.Lancet,2013,382:1405—1412.

[15] 崔建奇，田建英，陈桂生.阿尔茨海默病 [M].西安：陕西科学技术出版社，2018.

[16] 田金洲.中国痴呆诊疗指南 [M].北京：人民卫生出版社，2012.

[17]（美国）盖瑞·斯莫尔,吉吉·伏尔根.阿尔茨海默病预防策略 [M].黄延焱,赵倩华译.上海：上海三联书店,2018.

[18] 陈可冀.老年性痴呆发病机理与诊治 [M].北京：北京医科大学中国协和医科大学联合出版社,1998.

[19] 蔡聚雨.养老康复护理与管理 [M].上海：第二军医大学出版社,2012.

图书在版编目（CIP）数据

远离老年痴呆　预防是最好的治疗 / 刘学源主编
. -- 上海：上海科学普及出版社，2019（2020.8 重印）
（"健康中国 2030"读本）
ISBN 978-7-5427-7593-1

Ⅰ.①远… Ⅱ.①刘… Ⅲ.①老年痴呆症－防治
Ⅳ.① R592

中国版本图书馆 CIP 数据核字 (2019) 第 152326 号

责任编辑　林晓峰
策划编辑　侍　茹

远离老年痴呆　预防是最好的治疗
刘学源　主编
上海科学普及出版社出版发行
（上海中山北路 832 号　邮政编码 200070）
http ://www.pspsh.com

各地新华书店经销　　上海盛通时代印刷有限公司印刷
开本 787×1092　1/16　印张 12.5　字数 250 000
2019 年 8 月第 1 版　　2020 年 8 月第 2 次印刷

ISBN　978 -7-5427 -7593-1　　定价：39.80 元